LEÇONS

DE

CLINIQUE OBSTÉTRICALE

PAR

Le Dʳ QUEIREL

Professeur de clinique obstétricale à l'École de médecine et de pharmacie
de Marseille
Membre correspondant de l'Académie de médecine.

TROISIÈME SÉRIE

PARIS

G. STEINHEIL, ÉDITEUR

2, RUE CASIMIR-DELAVIGNE, 2

MCMVIII

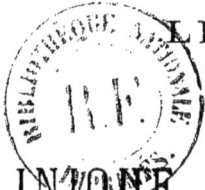

LEÇONS

DE

CLINIQUE OBSTÉTRICALE

TROISIÈME SÉRIE

LEÇONS DE CLINIQUE OBSTÉTRICALE

PREMIÈRE SÉRIE

(*épuisée*).

PRÉFACE DE M. LE PROFESSEUR PINARD. — De l'antisepsie obstétricale. — Indications et conditions d'une application de forceps,—Conduite à tenir dans les bassins viciés. — De la basiotripsie. — Basiotripsie et symphyséotomie. — Symphyséotomie et le forceps au détroit supérieur. — De l'hématocèle pelvienne. — Grossesse extra-utérine, — Sur l'obstruction abdominale. — De la rigidité du col. — De l'inversion utérine. — De la môle vésiculaire. — Thrombus pédiculé du vagin. — De la procidence du cordon. — Du céphalématome. — Du purpura. — De l'ophtalmie congénitale. — Tuberculose et grossesse. — De l'infection puerpérale. — Infection puerpérale, infection éberthienne. — Appendice : Statistique de l'année 1900.

Un vol. in-8º Cavalier de VIII-296 pages.

DEUXIÈME SÉRIE

PRÉFACE DE M. LE PROFESSEUR PINARD. — De la syphilis au point de vue obstétrical. — Syphilis placentaire. — Influence de la syphilis sur la grossesse. — Traitement de la syphilis congénitale. — Syphilis. — Influence réciproque de la grossesse et de la syphilis. — Syphilis et allaitement. — Du traitement prophylactique de l'hérédo-syphilis. — Hystéropexie et puerpéralité. — Néphropexie. — Néphropexie et grossesse. — Laparotomie et grossesse. — Kyste et grossesse. — Kyste de l'ovaire. — Grossesse triple. — Version par manœuvre externe. — Hémorrhagies par insertion vicieuse du placenta. — Mort subite pendant la thoracentèse chez une femme grosse. — Phlébite gravidique et phlegmatia alba dolens. — Symphyséotomie. — Opération césarienne. — Indications de la symphyséotomie. — Accouchement spontané chez une femme rétrécie ayant déjà subi deux symphyséotomies.—Deux opérations de Porro. — Hystérectomie vaginale. — Péritonite suppurée. — Diagnostic différentiel de deux tumeurs de la fosse iliaque droite.

Un vol. in-8º Cavalier de VIII-248 pages. Prix . . . . 6 fr.

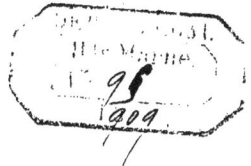

LEÇONS

DE

CLINIQUE OBSTÉTRICALE

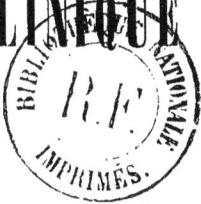

PAR

Le Dʳ QUEIREL

Professeur de clinique obstétricale à l'École de médecine et de pharmacie
de Marseille
Membre correspondant de l'Académie de médecine.

TROISIÈME SÉRIE

PARIS

G. STEINHEIL, ÉDITEUR

2, RUE CASIMIR-DELAVIGNE, 2

MCMVIII

A M. le Professeur PINARD

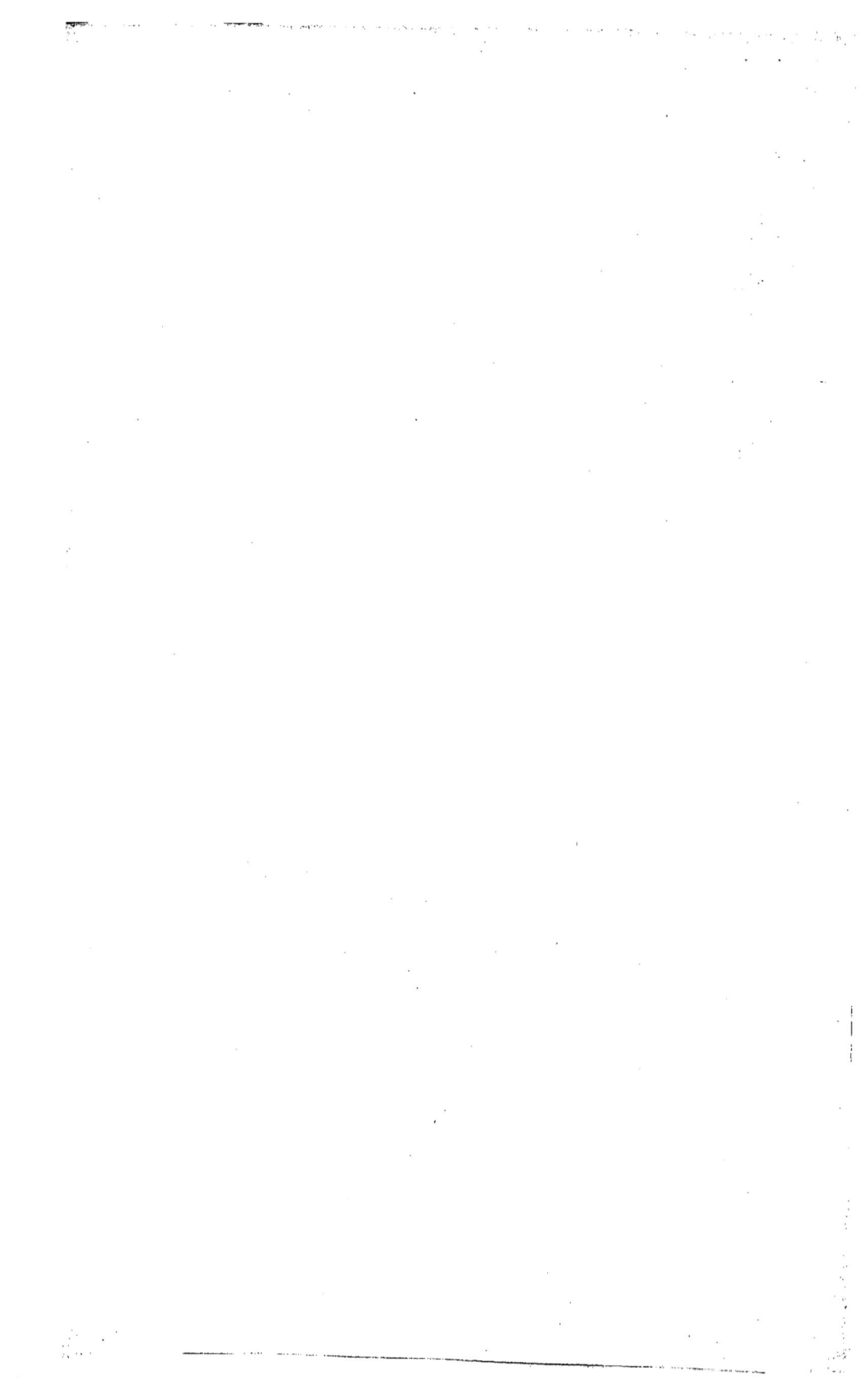

DISCOURS D'OUVERTURE DE LA 5ᵉ SESSION DU CONGRÈS NATIONAL DE GYNÉCOLOGIE, OBSTÉTRIQUE ET PÉDIATRIE SIÉGEANT A ALGER

Alger, 1ᵉʳ avril 1907.

Mesdames, Messieurs,

En débarquant hier sur ce vieux continent africain qui est maintenant une jeune France, nous avons mieux compris que jamais la parole du grand poëte Victor Hugo que « les mers étaient bien plutôt faites pour unir que pour séparer les peuples ». Au bord de ce grand lac méditerranéen, aussi merveilleux sur une rive que sur l'autre, Alger regarde Marseille, comme une sœur aînée, toute prête à lui tendre la main pour partager leur destinée d'avenir glorieux dans le commerce, l'industrie et la culture de la science et des arts. Aussi n'avons-nous pas été surpris, MM., de votre accueil sympathique, mais certes nous avons été touchés de votre réception enthousiaste et c'est d'un cœur ému que nous adressons à M. le Gouverneur Général et aux autorités locales, en particulier à M. le Maire qui s'est fait le porte-parole des souhaits de bienvenue de la grande ville qu'il dirige avec tant d'éclat, l'hommage sincère de nos remerciments profonds. Merci aussi au Comité de patronage où brillent des noms qui nous sont doublement chers, comme français et comme républicains. Merci au Comité d'organisation où nous retrouvons des confrères éminents, merci encore à notre cher Secrétaire général, dont l'activité et le dévouement ont si heureusement préparé la réussite de ces assises scientifiques. Nous le félicitons d'avoir compris qu'il n'y a pas de fête française complète sans ce double levier, capable de soulever le monde : la presse qui nous signale les bonnes choses, les femmes qui nous les font apprécier.

Merci donc à la Presse qui répercutera l'écho de nos travaux, merci aux dames qui en tempéreront l'austérité de quelques reposantes distractions......

Nous qui avons suivi la marche ascendante de l'Algérie dans les choses de l'esprit et plus particulièrement en ce qui nous regarde, c'est-à-dire le progrès qu'ont fait ici la médecine, la chirurgie et l'obstétrique, nous avions bien auguré de ce congrès qui s'annonce sous de si favorables auspices et qui, si j'en juge par les communications annoncées et la compétence de leurs auteurs, ne le cédera en rien à ses aînés. Le gouvernement, les corps élus, les savants de ce pays et de pays étrangers, y ont pris une trop grande part, lui ont manifesté trop d'intérêt pour que nous ne soyons pas pleins d'espoir et que nous ne puissions escompter le succès dont nous leur devrons tout le mérite. Ces confrères étrangers étant venus à nous sous l'étiquette de congrès national, nous permettrons de les considérer, dès maintenant, comme de véritables compatriotes. Voilà bien l'entente cordiale qui ne réserve aucun mécompte.

Aussi bien croyons-nous que ces réunions qui amènent en un lieu choisi tant d'éléments scientifiques divers, d'origine variée, ne sont point inutiles au perfectionnement de notre art. — C'est par le heurt des idées que jaillit bien souvent l'étincelle qui projette un jour définitif sur une question jusque-là indécise — c'est par la discussion que se fixe et se précise sa solution. Il en résulte souvent sa mise à point et toujours la mise en lumière des desiderata qu'elle comporte, livrés dès lors à de nouvelles recherches. Ces recherches nous les voulons patientes, parce que nous les réclamons de l'observation clinique ; nous les voulons pratiques, parce que nous sommes des praticiens attachés à notre profession dans ce qu'elle a de plus élevé et de plus moral : le soulagement de l'humanité souffrante. Notre congrès réunit justement les trois branches de la science qui est la plus humanitaire, puisqu'elle touche à ces sources vitales de l'humanité : la mère et l'enfant. Des mères saines, des enfants vigoureux, tel est notre but ! — La gynécologie corrige les à-coups de l'obstétrique, la pédiatrie redresse ses mécomptes. Là où d'un organisme épuisé s'échappe une victime inconsciente, la médecine infantile peut lui rendre la santé et préparer pour l'avenir les forces de reproduction... C'est la transmission indéfinie de la graine qui ne change que de terrain !... plus l'habitat est favorable, plus beau et plus résistant sera le produit ! — Cette préoccupation de faire une génération plus saine en vue d'une humanité meilleure, nous l'avons non seulement après la naissance ; mais quand l'enfant palpite dans le sein maternel et même avant ! C'est là ce qui a donné naissance à la puériculture qui s'adressera d'abord aux procréateurs, puis à la mère fécondée et enfin au nouveau-né et au nourrisson. Ce sera une des grandes conquêtes de la fin du siècle dernier qui honorera tous ceux qui ont participé au progrès de l'amélioration de l'espèce humaine, à la conservation de la race et de la nation et au salut de milliers et de milliers d'enfants. Les nations jeunes, j'entends d'une civilisation récente, comptent moins avec la vie. Il y a moins de préjudice pour elles à la gaspiller ; il appartient au contraire aux vieux peuples dont la sève est moins prolifique de l'économiser. Sauver une existence est non seulement humain, mais c'est augmenter les forces de la société d'une unité qui se multipliera à l'infini !...

Messieurs,

Si l'Algérie est aujourd'hui terre française, nous ne pouvons oublier qu'elle est en contact constant avec l'élément arabe qui en constituait jadis la population exclusive. Par une association d'idées dont il est impossible de se défendre, elle évoque des souvenirs qui ne peuvent être indifférents aux chirurgiens et aux accoucheurs, parce qu'ils ont laissé une trace ineffaçable dans l'histoire et l'évolution de notre art. En effet, bien qu'Alger ne fut jamais le séjour des princes de la science de l'époque à laquelle nous faisons allusion, si sommaire que fut la culture intellectuelle de la population de ce qu'on appelait les Etats barbaresques, il est impossible que l'influence des Rhazès, des Avicenne et des Albucasis ne s'y soit pas fait sentir. Leurs élèves qui de l'Inde ou de la Perse se rendaient en Espagne, puissance alors soumise à la domination sarrazine, devaient y laisser l'empreinte des leçons et des écrits de ces grands maîtres. L'école de Salerne, si fière pourtant de sa devise *Civitas hippocratica*, ne craignait pas de les accueillir et de profiter des connaissances et des pratiques médicales qu'ils lui apportaient ! Quoi qu'il en soit, c'est à la civilisation musulmane des xe, xie et xiie siècles et plus tard à la période, dite Arabiste, pendant laquelle fleurit Constantin l'africain, né à Carthage, celui-là, que nous devons d'avoir sauvé de l'oubli, au milieu des ruines de l'antiquité grecque, bien des connaissances utiles aux maladies des femmes, des enfants et aux accouchements. Quelques-uns des travaux qui ont survécu à l'obscurantisme du moyen âge sont encore d'actualité et nous avons là une source de matériaux que nous pourrions mettre à contribution et qu'il serait trop long d'énumérer.

Nous trouvons même, dans Albucasis, l'illustre chirurgien de Cordoue, l'exemple d'une méthode d'observation dont on a eu trop souvent le tort de s'éloigner pour sacrifier aux spéculations de la métaphysique. Si bien des générations se sont laissé asservir à des dogmes scolastiques qui n'avaient de fondement que les visées théoriques d'esprits, supérieurs sans doute, mais non émancipés, il n'en est plus heureusement de même aujourd'hui ! Et pour ce qui regarde l'obstétrique en particulier, l'école moderne, principalement celle de Baudelocque, n'accepte comme vrai que ce qui est passé au crible de la critique et de l'observation clinique. De grands auteurs, de grands penseurs ont eu trop longtemps barre sur de simples praticiens ; de grands traités dogmatiques ont trop souvent éclipsé de simples recueils sincères d'observations et nous prisons plus les écrits qui ne sont que le reflet d'une expérience acquise au lit de douleurs des parturientes que ceux qui, éclos dans le silence du cabinet, nous sont présentés avec l'idée préconçue de ces accoucheurs, voulant surtout conserver la tradition de leurs illustres devanciers et faire montre d'un grand savoir... Ce n'est pas que je sois l'ennemi de l'érudition ! J'ai été trop admirateur enthousiaste de notre maître Malgaigne, le chirurgien le plus érudit de tous les temps, pour brûler aujourd'hui ce que j'ai adoré... Et j'ai été trop ému, comme accoucheur, en apprenant la fin de la longue et belle carrière du vénérable doyen de l'obstétrique française, père de notre éminent et sympathique collègue et ami, le professeur Alph. Herrgott de Nancy, pour ne pas apprécier l'importance de ses travaux d'érudition, fruits d'une longue étude et mûris dans la réflexion de la retraite. Nous y trouvons, à côté d'un savoir de bon aloi, un talent de critique saine et impartiale, vraiment remarquable. Le professeur F. Herrgott a en effet, vous le savez, apporté une large contribution à la science de l'obstétricie, par la traduction de l'œuvre de Siebold. Sans vouloir diminuer en rien le mérite de l'auteur, on peut dire que le traducteur, fidèle au texte cependant, a su le rendre plus intéressant et plus attachant. Dans cette histoire, trop peu connue, il y a deux parts : la première, celle des faits scrupuleusement et chronologiquement enregistrés par Siebold, la deuxième, qui en est en quelque sorte la paraphrase, où le traducteur montre l'enchaînement de ces faits et indique leur influence sur la pratique obstétricale. L'ensemble des doctrines ou simplement des conséquences qui en découlent est relié par cet élément subtil et suggestif qui, à notre insu, détermine notre jugement et nous incite à agir.

C'est aussi Herrgott qui a fait revivre cette grande figure de Soranus d'Ephèse, le partisan des pratiques de douceur dans les accouchements et l'auteur de la première iconographie obstétricale que Moschian, le plagiaire, s'appropria... C'est dans un manuscrit du xIIIᵉ siècle que se trouvent pour la première fois ces illustrations du texte. Seules, elles figurèrent dans les traités jusqu'à

l'atlas de Smellie et de Levret, ces deux grands accoucheurs du
xviii° siècle dont l'influence sur nos pratiques modernes se fait
encore sentir. Ce sont de telles figures, de telles planches, d'un si
grand secours pour les méthodes d'enseignement, que nous retrouvons perfectionnées, oh, combien ! dans le grand atlas de Pinard
et Varnier et dans le *Précis* de Ribemont-Dessaignes et Lepage et
dont le succès a été si grand parce qu'elles sont la véritable et
fidèle expression de la nature prise sur le fait ! Grâce soit donc
rendue à Herrgott, honneur à tous les érudits, qui, comme le dit
Verneuil, nous ont conservé ce patrimoine d'une époque qui n'a
été, ni sans intérêt, ni sans grandeur. Ils nous ont appris que
l'histoire d'une science ou d'un art est indispensable à leurs progrès et que le reflet lumineux du passé éclaire le présent et peut
guider l'avenir.

Nous sommes donc, tout comme un autre, partisan convaincu
de l'érudition... Mais cette érudition, nous voulons qu'on la mette
au service de la recherche de la Vérité ! nous voulons qu'elle jette
la lumière sur une question au lieu de l'embrouiller en servant
comme avéré ce qui n'est qu'imagination. La médecine n'est point
un roman et la réalité est assez attachante pour nous en contenter
sans enluminure. On représente la vérité sans voile, nous ne serions
pas médecins, si elle devait nous scandaliser. Il existe aujourd'hui
une démangeaison d'écrire qui pousse bien des auteurs à puiser
dans les livres plutôt que dans la nature l'expression de leur
pensée et c'est ainsi que les erreurs reproduites et transmises de
générations en générations sont jetées comme des cailloux sur les
rails du progrès, arrêtent sa marche et retardent l'essor de la
vérité scientifique.

Ce n'est point vous, mes chers Collègues, qui donnerez dans ce
travers et j'ose espérer que toutes vos communications seront
l'expression fidèle d'une expérience vécue qui résisterait au contrôle de la critique la plus sévère. Et quand nous aurons fait
une ample moisson de travaux originaux, il se trouvera bien
quelque esprit synthétique, philosophique, pour en tirer des dé-
ductions, propres à édifier, s'il y a lieu, une doctrine, dont la
base solide et inattaquable assurera la pérennité.

Lorsque les sciences sont dans la bonne voie, chaque pas fait en avant se traduit par une application pratique. Une doctrine ne vaut que par ses résultats, comme celle de Pasteur par exemple. Celle-là n'a pas devancé les faits d'observation, elle en a été la conséquence et l'explication. Aussi quels pas de géants n'avons-nous pas faits depuis la fin du siècle passé, dans toutes les branches de notre art ?

On peut dire que c'est de ce moment que la gestation et la parturition sont redevenues ce qu'elles auraient dû toujours rester : une fonction physiologique ; que le droit à la vie de l'enfant a pu être proclamé sans dommage pour la mère ; que la gynécologie, échappée de la médecine, a trouvé une voie féconde et a fait merveille entre les mains des chirurgiens. J'en vois ici des plus illustres qui pourraient en revendiquer la paternité ! Il semblerait que cette brillante spécialité de l'art de guérir ne date que d'un quart de siècle, tant ses perfectionnements nous éblouissent et nous masquent son origine. Et si nous nous retournons vers la pédiatrie, nous constatons les progrès qu'on doit aux méthodes pastoriennes lesquelles, on peut le dire, ont transformé la thérapeutique infantile entre les mains et grâce aux travaux des éminents collègues qui se sont donné rendez-vous ici.

Messieurs,

Il n'est pas donné à tout le monde d'être un homme de génie, comme notre illustre Pasteur, mais on peut, dans un domaine plus restreint, dans de plus humbles limites, apporter, au grand œuvre de la conservation de la vie, une pierre qui consolide l'édifice ! c'est pour cette raison que vous m'en voudriez de ne pas citer ici le bienfaiteur de l'humanité qui porta le premier et le plus rude coup au paludisme de votre pays ! Le nom de Maillot est inséparable de l'emploi de la quinine dans les fièvres palustres, il est gravé dans le cœur reconnaissant de tous les Algériens. Et si les théories pathogéniques ont varié, le sulfate de quinine est toujours resté la panacée des fièvres intermittentes quelle que soit leur forme, quelle que soit leur gravité ! J'ai la ferme conviction, mes chers Collègues, que les matériaux amassés au Congrès d'Alger ne seront pas perdus. C'est encore contribuer à la grandeur de la Patrie que d'apporter sa gerbe, si petite soit-elle, au faisceau de gloires et d'illustrations dont s'enorgueillit, à juste titre, la science française. Notre Congrès y apportera la sienne. C'est dans ce sentiment que je convie tous mes Collègues à prendre part à nos travaux et que je déclare ouverte la 5ᵉ session du Congrès national de gynécologie, d'obstétrique et de pédiatrie.

DU SECRET PROFESSIONNEL

MESSIEURS,

Je vais consacrer la leçon d'aujourd'hui à un sujet des plus délicats et à des difficultés auxquelles vous pourrez vous trouver aux prises dans la pratique. Je le traiterai en clinicien, en praticien, dont une expérience déjà longue a arrêté la conduite en ces sortes de conjonctures. Je veux parler du secret professionnel ; mais seulement en ce qui concerne notre rôle d'accoucheur.

Trois circonstances peuvent se présenter et donner matière à trois chapitres que je vais vous exposer successivement. Ces trois divisions du sujet comportent : 1° Du secret professionnel relatif à l'avortement ou interruption de la grossesse ; 2° du secret professionnel relatif à l'accouchement, et 3° du secret professionnel relatif à l'allaitement.

Avant de commencer l'examen de ces trois points, permettez-moi de vous rappeler que le rôle du médecin est, en toute occurrence, un rôle conservateur : conservateur de la vie de l'enfant ; conservateur de la vie, de la santé et de la réputation de la mère ; conservateur de la tranquillité et de la considération des familles ! Et c'est là ce qu'il ne faut jamais oublier.

1° L'AVORTEMENT.

Je débuterai par ce que vous voyez ici de plus fréquent. Dans notre service, comme dans beaucoup de maternités ou plutôt de cliniques gynécologiques, il nous arrive des femmes en menace ou en travail d'avortement et plus souvent ayant déjà avorté, du moins le croient-elles. La plupart du temps, l'avortement n'est pas fini ; l'utérus n'est pas évacué et c'est à cette indication, l'évacuation complète de la matrice, que nous employons nos premiers soins. . . Vous l'avez vu maintes fois, et aussi le résultat de cette pratique, je n'insiste pas.

Si vous me demandez pourquoi plus fréquemment les femmes arrivent à cette période du travail qui ne permet pas de voir le fœtus ou l'embryon, je vous répondrai de suite ce que vous avez déjà deviné : c'est parce que presque toujours nous nous trouvons en face d'un avortement provoqué, d'un avortement criminel !. . . Et alors c'est là que se comprend l'importance du secret professionnel, et la question se pose ainsi : étant donné que par votre recherche personnelle, votre examen, votre diagnostic établi sur des bases incontestables, ou par les aveux de la femme que vous avez pu lui arracher, encore que quelques-unes n'attendent pas vos questions pour vous mettre au courant, vous avez la certitude que la malheureuse a provoqué elle-même son avortement, ou s'est prêtée à des manœuvres ayant pour but et pour conséquence l'interruption voulue de la grossesse, que faut-il faire ? que faut-il dire ? Il faut la soigner, il faut ne rien dire ! Mais alors ne vous faites-vous pas son complice ? Non. Il n'y a complicité, et ce mot implique une part de participation à un acte délictueux, il n'y a complicité, répéterai-je, que quand, ce que je me refuse à croire, ce que pas un de vous ne fera, il y a collaboration à perpétrer l'acte criminel que nous ne saurions trop flétrir ! Croyez que si je vous dicte cette conduite, c'est après y avoir mûrement réfléchi. Comme tous mes collègues des hôpitaux, j'ai été surpris et ému de cette grande quantité de femmes en état d'avortement qui peuplent nos services. J'ai demandé même un jour à notre maître Brouardel, et vous connaissez sa compétence en médecine légale, s'il n'y avait pas quelque chose à faire pour se soustraire à l'obligation du silence en cette matière ; s'il n'y avait pas quelque moyen détourné de contribuer à faire cesser cet état de choses, à le faire connaître au procureur de la république ? Sa réponse a été formelle, ainsi d'ailleurs que celle du professeur Pinard : il ne faut pas parler, ni si la femme guérit, ni si la femme meurt !

Quand tout cela se passe ainsi, le rôle est facile après tout, puisqu'il s'agit de faire comme Pilate et de s'en laver les mains ; mais quand le parquet a été prévenu, quand la police s'en mêle, la conduite est plus délicate. Vous allez en juger par un cas récent qui vient de se passer dans le service !

Il y a quelques jours, on nous amenait une femme de 25 ans qui avait une hémorragie abondante des organes génitaux. L'examen et les renseignements donnés par la malade ne laissaient aucun doute qu'il s'agissait d'un avortement fait ou à faire. Comme presque toujours, celui-ci avait été commencé, le produit de la conception expulsé, mais les annexes ou une partie des annexes étaient restées dans l'utérus. Notre interne, M. Abeille, se mit en devoir de remplir l'indication sur l'importance de laquelle j'ai insisté assez souvent dans nos entretiens : le curage digital, pour évacuer l'utérus. Il sortit quelques caillots et un morceau de placenta et de caduque, après quoi la perte s'arrêta... Je ne sais comment il se fait que cette femme fut soupçonnée d'une manœuvre criminelle, toujours est-il que le commissaire de police envoya un questionnaire ou, si vous voulez, une réquisition demandant des renseignements sur cette femme et un certificat qu'elle avait avorté, priant d'indiquer l'âge probable de la grossesse ou de celui des produits expulsés ? Je dois dire qu'avant de répondre, notre interne voulut attendre de connaître notre manière de voir, quoi qu'il eût déjà pensé que le secret professionnel l'engageait à ne pas souscrire à la demande du magistrat. Celui-ci insista pourtant et quelle que fût son insistance, M. Abeille, fort de mon opinion, se refusa à la moindre concession dans cet ordre d'idées. En cela il a bien fait, il a bien agi. Le secret professionnel nous lie, non pas seulement pour refuser une réponse formelle sur l'acte principal, mais encore pour éluder toute question sur les à-cotés, si je puis m'exprimer ainsi, ou si vous voulez sur les parties accessoires, sur les rensei-

gnements qui ne sembleraient pas tout d'abord s'y rapporter.
C'est le mutisme le plus complet qu'il faut opposer aux demandes
de la justice. Le parquet a des médecins légistes, c'est à eux de
formuler un diagnostic rétrospectif et de l'éclairer. Nous, nous
n'avons qu'à répondre : cette malade est entrée à l'hôpital, elle
nous a été confiée, nous l'avons soignée, nous n'avions pas d'autre rôle ; nous avons rempli notre tâche... Je vais même plus
loin : appelé comme témoin si l'affaire devait aller aux assises ou
en police correctionnelle, vous devriez vous retrancher derrière
le secret professionnel pour vous taire, même si l'accusée vous
priait de parler. Celle-ci, ni personne, n'a qualité pour vous
en relever, si votre conscience vous crie que vous ne le devez pas !
Et cela se conçoit, la personne en cause pouvant ne pas être la
seule intéressée dans une pareille affaire et ne pouvant apprécier
les conséquences de vos révélations. Votre rôle est donc un rôle
passif ! Par contre, vous ne devez jamais vous prêter à dissimuler
la vérité ou à donner le change à ceux qui ont le droit de la connaître. Chercher à cacher le fœtus, ou à le faire disparaître,
mentir sur la nature de la maladie, vous rendraient complice du
crime.

Il va sans dire que votre conduite serait la même, si une femme
vous avait confié qu'elle était grosse et qu'elle voulût cacher sa
grossesse. Mais ici vous avez assez d'arguments pour la convaincre
de mener à bien cette grossesse dissimulée et au besoin vous devez aider votre cliente à accoucher clandestinement, à condition
qu'elle veuille bien, éclairée par vos conseils, avoir un accouchement à terme, dans des conditions normales, sauf la publicité.
Autrement, vous devez vous récuser.

2° L'ACCOUCHEMENT

Pouvez-vous garder le secret sur un accouchement ? Oui, si
des conditions que je n'ai pas à examiner ici ne permettent pas
à la femme de le divulguer... Et alors comment faire ? Mille
moyens, qui naissent de la situation de la femme au point de vue

social, moral, seront en votre pouvoir, et si féconde que soit votre imagination, celle de la malheureuse qui demande et à qui vous avez promis votre aide, sous les conditions précédentes, aura peut-être devancé vos projets? Mais enfin vous n'en serez pas moins exposé à recevoir un enfant dont il faut que tout le monde ignore la naissance, et pourtant, le père absent ou inconnu, c'est à vous qu'incombe la responsabilité de la déclaration de naissance et vous ne pouvez pas vous y soustraire. Il faut, dans ces cas-là, déclarer à l'état civil que vous avez été appelé à recevoir un enfant vivant dont vous direz le sexe et le nom qu'on veut lui donner, sans plus. Vous ne devez rien ajouter. Si même cet enfant était mort-né, vous devez borner votre déclaration à la même formalité, affirmer qu'il est né dans ces conditions et l'apporter ou le faire apporter au bureau des inhumations, à la mairie ou au commissaire de police de votre quartier. Je ne cache pas que c'est là une corvée ennuyeuse et une circonstance délicate, car il n'y a pour preuve de votre dire que votre honorabilité, déjà connue, mais c'est suffisant.

Une grossesse et un accouchement sont assez faciles à dissimuler dans une grande ville et c'est pourquoi ils sont plus nombreux que dans les petites; mais dans les villages où tout le monde se connaît, la chose est plus difficile; aussi les personnes en cet état quittent-elles en général le pays, avant que les apparences aient donné l'éveil à la malveillance. On les soupçonne, sans doute, mais enfin personne ne peut alléguer une certitude. Quand vous rencontrerez de ces malheureuses, soyez-leur cléments et secourables, dites-leur bien que la souffrance rachète la faute, quand on est décidé à remplir le devoir et les charges de la maternité.

3° L'ALLAITEMENT

A l'allaitement se rattache la question de la syphilis. Elle serait tranchée du premier coup si toutes les mères nourrissaient, pouvaient nourrir, ou ne se refusaient pas à nourrir leurs enfants. Mais, malgré les exhortations de presque tous les accoucheurs, malgré la campagne, on pourrait dire la véritable croisade que mène en faveur de cette pratique le professeur Pınard, pour des convenances sociales, pour des raisons secondaires, des raisons personnelles, sous des prétextes plus ou moins fallacieux, il n'y a encore que trop de femmes, si peu mères, qui refusent d'allaiter. Or vous savez toutes les raisons qui militent en faveur de l'allaitement maternel, vous connaissez toutes les objections qu'on peut faire à l'allaitement artificiel ; mais, ici il s'agit de l'allaitement mercenaire, c'est-à-dire qu'une mère, s'inscrivant en quelque sorte contre la loi de nature, confiera son enfant, ce qu'elle devrait avoir de plus cher, à une remplaçante dont on connaît peu ou pas du tout les antécédents ni quelquefois les tares pathologiques !

Or, de toutes les maladies héréditaires, la syphilis est celle dont la transmission est la moins contestée, la plus avérée et je dirai peut-être la seule fatale. Grâce aux travaux récents, surtout à ceux du professeur Fournier, l'hérédo-syphilis est sortie de la période nébuleuse pour entrer dans le domaine de la clinique positive.

Au point de vue du secret professionnel, le problème se posera ainsi : une femme syphilitique peut-elle mettre son enfant en nourrice ? Évidemment non, sous peine de contaminer cette nourrice : on la paie pour donner son lait et non pour recevoir la syphilis. Il faut donc interdire à votre cliente, si haut qu'elle soit placée dans l'échelle sociale, de faire nourrir son enfant. Elle doit l'allaiter elle-même, et si des raisons de santé, ce qui est rare, rendaient la chose impossible, il faudrait recourir au biberon, ou mieux encore à une chèvre, que l'enfant pourra téter lui-même.

Tout irait donc pour le mieux si vous ne vous heurtiez pas au mauvais vouloir de vos clients. La famille tout entière a déclaré qu'on chercherait une excellente nourrice, d'autant meilleure que l'héritier sera plus malingre et qu'on lui confierait l'enfant sous l'œil vigilant des grands-parents. Du reste, on ne lésinera pas, ni sur les gages, ni sur le còstume, ni sur les cadeaux, mais on veut une nounou qui représente et fasse honneur à la maison. Et voilà comment une question de snobisme remplacera une question familiale et humanitaire.

Quelquefois, je dois le dire à la décharge de la mère, celle-ci ne sait pas qu'elle a eu, ou que son mari a eu l'avarie. Elle est de bonne foi et résistera d'autant plus à vos ordonnances. Quelquefois enfin, plus rarement, c'est le mari qui ne connaît pas la syphilis, parfois héréditaire, de sa conjointe, et alors la question sera plus délicate. Ce n'est pas vous évidemment qui irez renseigner l'époux ignorant sur le motif qui vous fait refuser l'allaitement mercenaire ; mais vous vous adresserez à celui qui est conscient de son mal pour qu'il joigne ses instances à votre exhortation en faveur de l'allaitement maternel. Si la santé de la femme est délicate, on peut toujours essayer, et quelquefois cet essai aura un plein succès, au physique et au moral ; je veux dire que l'allaitement réussira, et telle mère qui y était réfractaire s'attachera à son enfant et ne voudra plus s'en séparer.

Il y a deux grands avantages à cette pratique : d'abord le bébé ne peut contaminer sa mère et secondement la mère peut subir le traitement antisyphilitique, à son insu même, ce qui est tout bénéfice pour elle et pour sa progéniture.

A propos du traitement, vous savez quelle importance nous attachons à son emploi comme préservatif de l'hérédo syphilis. Vous savez que les pères et mères doivent s'y soumettre, avant la conception, si possible, et même s'abstenir de tout rapport fécondant avant d'être guéris. Mais vous savez aussi que si l'on ne peut obtenir ce maximum il ne faut rien négliger pour traiter la syphilis chez la mère pendant la gestation, et plus tôt vous aurez pu le faire et plus de chance vous aurez pour que l'enfant échappe à la syphilis héritée. Et alors, comme en général c'est le père qui apporte ce cadeau de noces, vous pourrez traiter sa femme à l'insu d'elle-même et lui faire croire, par exemple, que le sirop que vous lui ordonnez est pour la renforcer, pour lui permettre d'aller jusqu'au bout parce qu'elle est faible des reins. Que de femmes croient avoir les reins faibles, c'est peut-être vrai dans une autre acception. Il va sans dire que vous cacherez le nom de Gibert, qui sera votre bon complice dans cette affaire.

Et si le malheur veut que dans cette grossesse l'enfant ne sur-
vive pas, ou naisse malingre ou prématuré, il succombera probablement, ne perdez pas courage et continuez le traitement en vue
d'une future grossesse, d'une prochaine fécondation en soignant
en même temps le père aussi, et très sévèrement.

Mais pour ce qui regarde l'allaitement d'un de ces enfants, fût-il
en apparence bien portant, sans stigmate syphilitique, ne vous y
fiez pas, surtout si le placenta était gros et lourd, et faites-le nourrir par sa mère, la seule nourrice qu'on puisse lui donner sans
danger.

Malheureusement, vous trouverez des gens réfractaires à ces
idées et qui, malgré vos conseils, vos ordres même dirai-je, vou-
dront quand même une nourrice.

On fait examiner les nourrices et on leur demande un certificat
médical, on fait bien ; mais les nourrices, pour le dire en passant, devraient aussi demander un certificat avant d'accepter le
nourrisson qu'on leur propose... alors la question serait simpli-
fiée ; on refuserait ce certificat à la famille. Mais en l'état vous
vous bornerez à une défense qui n'est pas toujours écoutée et cependant vous êtes tenu au secret... Dans de pareils cas vous devez
vous retirer. Vous ne devez pas participer à ce forfait ; vous devez
même faire ressortir au mari, ou à la famille tout entière, si elle
est au courant, le scandale qui pourrait en résulter et les indem-
nités qui seraient sûrement demandées. Devant ces deux considérations, tel qui n'a pas voulu vous entendre ou vous comprendre
capitulera et vous aurez gagné votre procès ! Si enfin la mère ne
peut nourrir sans danger pour elle, prenez une chèvre : ce sont
de bonnes nourrices et vous pourrez, comme à la mère, donner à
l'animal un traitement qui fera du bien à l'enfant. Ce traitement
se résume à de l'iodure de potassium et à du sel de cuisine. C'est
le traitement chloro-ioduré qui a donné quelques succès. Enfin,
vous traiterez l'enfant, si petit et si faible qu'il soit.

Je ne puis vous donner que les grandes lignes de votre conduite,
mais le grand principe est de garder le secret ; toutefois vous devez le faire avec tout le tact et toute l'ingéniosité dont vous êtes

capables, et si vous avez compris, combien grand et utile sera votre rôle. Avec l'éloquence que vous donnera votre cœur, on ne défend jamais si bien une cause que quand on est convaincu de sa justice et de sa légitimité, vous trouverez le moyen de triompher de cette résistance.

Enfin il est encore un point que j'aborde, je dois le dire, avec une certaine hésitation. Il touche d'un peu loin à notre sujet, mais il en est en quelque sorte le premier échelon ; le voici :

Une famille, que vous connaissez, ou que vous ne connaissez pas, vient vous demander conseil sur un mariage parce que vous avez soigné le prétendu. Il a eu la syphilis, il l'a encore, que devez-vous faire ? Parler, c'est rompre le mariage ? Vous taire, c'est livrer la jeune fille à l'avarie avec toutes ses suites, toutes ses conséquences pour elle et pour sa descendance ? — Evidemment votre premier devoir est de conseiller à votre client de ne pas se marier, ne pas aller plus loin, de lui montrer les dangers de contamination pour sa femme et le danger plus fatal encore pour ses enfants. Il est peu probable qu'ayant décidé de se marier et ne vous ayant pas consulté pour le faire, il soit peu disposé à vous écouter… que faire ?

Le professeur Pinard, dans la révolte de sa conscience d'honnête homme, dans la conception élevée qu'il a du rôle du médecin dont la profession est de soulager et préserver l'humanité, en présence d'un pareil crime et n'écoutant que son indignation, prétend que s'il ne pouvait empêcher un pareil méfait qu'en déclarant que son client est dangereux de par sa syphilis, il irait trouver la famille et lui dévoilerait le secret qui lui a été confié… Messieurs, cette conduite, inspirée par le plus noble des sentiments, en fait et en morale, serait approuvée par tous les honnêtes gens ; mais en droit, d'après nos conventions sociales, elle conduirait l'auteur de la révélation aux assises ou en correctionnelle… Sans doute un maître, comme le professeur Pinard, avec sa grande autorité, pourrait développer des arguments qui impressionneraient les juges et il aurait gain de cause ; mais c'est le cas de dire comme le légiste philosophe : Nul n'est assez sûr de soi, pour se mettre au-dessus

Queirel. — III   2

des lois, et la loi a parlé, elle vous ordonne le silence. Delpech, le fameux chirurgien de Montpellier, fut tué par un de ses clients pour un pareil motif ! Ce n'est point encore la peur d'avoir le même sort qui nous retiendrait si nous pouvions mettre d'accord la loi et notre conscience. Mais enfin, même pour commettre une bonne action, il ne nous est pas permis de transgresser les articles du Code... Et pour finir, si je courbe la tête devant l'imprescriptibilité de la loi, je désire du fond du cœur que ce point du secret professionnel fasse l'objet d'une exception équivalente à celle de la déclaration des maladies obligatoires ; non pas qu'il faille inscrire dans la nomenclature de celles-ci la syphilis — et encore — mais qu'on puisse au besoin, et sous la protection du Code, renseigner les intéressés sur les clauses réciproques d'un contrat liant les deux parties et dont la plus vulgaire honnêteté exige qu'elles en connaissent les conditions physiques et morales.

De tout ce que je viens de vous exposer, peut-être un peu brièvement vu l'abondance du sujet, il résulte que vous devez être très circonspects. Si vous êtes responsables de vos actes, vous pouvez l'être de vos paroles ; aussi soyez-en sobres et ne les proférez qu'à bon escient.

LES EXCEPTIONS A LA LOI DE L'ACCOMMODA-TION OBSTÉTRICALE NE SONT QU'APPA-RENTES

MESSIEURS,

Après l'étude de ces quatre points : attitude du fœtus ; rapports du fœtus avec l'utérus ; rapports de l'utérus avec la cavité abdominale ; accommodation de la tête fœtale dans l'excavation, après avoir rappelé ces quatre conditions fondamentales de toute bonne accommodation, que nous ont expliquées l'anatomie, la physiologie et les résultats fournis par la clinique et les statistiques, voyons si le fœtus pendant la grossesse peut réaliser tous les desiderata qu'exprime cette loi d'accommodation dans les termes que je vous rappelle encore et qui sont ceux-là mêmes qu'a formulés Pajot pour la première fois :

« Quand un corps solide est contenu dans un autre, si le contenant est le siège d'alternatives de mouvements et de repos, si les surfaces sont glissantes et peu anguleuses, le contenu tendra sans cesse à accommoder sa forme et ses dimensions aux formes et à la capacité du contenant. »

Nous avons justement ici un contenant, siège d'alternatives de mouvements et de repos : c'est l'utérus avec des contractions, indolores, mais réelles, durant la grossesse et surtout à la fin de la grossesse. Contractions répondant aux mouvements, repos dans l'intervalle de ces contractions.

Ce phénomène peut se constater et il n'est personne qui, ayant mis la main sur le ventre d'une femme enceinte, n'ait senti l'organe utérin durcir, et même, par la tension de ses parois, gêner le palper. Cette tension des parois utérines est quelquefois permanente et a une grande signification ; pour le moment, je n'indique que cette conséquence qu'elle peut gêner l'adaptation du fœtus quand elle se produit, pour une cause quelconque, avant que l'engagement ne soit un fait accompli.

D'un autre côté, on ne peut nier qu'on ait des surfaces glissantes de part et d'autre, du contenant et du contenu ; pour le fœtus la peau recouverte du vernix caseosa, pour l'amnios la surface lisse de sa face interne ; de plus, le pelotonnement du fœtus arrondit les angles du contenu.

Nous avons donc bien là les conditions essentielles auxquelles la loi de Pajot est applicable.

Les détails dans lesquels nous sommes entrés précédemment en ont bien démontré la généralité.

Mais, me direz-vous, il y a de nombreuses exceptions, puisque le fœtus ne sort pas toujours par le sommet, puisque l'engagement même chez les primipares peut ou ne se faire qu'au dernier moment, ou pas du tout, même dans des bassins normaux. — Eh bien ! messieurs, je ne crains pas de le dire, ces exceptions ne font que confirmer la règle générale, elles n'échappent pas à la loi, elles ne font que créer des conditions anormales, le rapport intime et constant entre le phénomène et la cause reste vrai tout entier, l'accommodation se fait toujours, mais en dehors de la normale et le contenu s'adapte, s'accommode toujours au contenant, avec leur défectuosité réciproque. Je veux dire que la modification du contenant influe d'une manière fatale sur la situation du contenu et réciproquement celle du contenu sur la forme du contenant.

Dans un cas, c'est le moule qui force l'adaptation du contenu, dans l'autre c'est celui-ci qui déforme son enveloppe trop facile à lui céder.

Voyons donc ces exceptions et leurs causes. Il en est une sur laquelle nous avons déjà insisté, c'est le défaut de parallélisme, de correspondance, de conjonction des axes fœtal, utérin et abdomino-pelvien, soit que le fœtus n'ait pas son attitude normale par rapport à la cavité utérine, soit que le sac utérin adapté au fœtus n'ait pas sa direction normale, soit enfin que la cavité abdomino-pelvienne n'ait pas non plus un axe normal.

Donc soit du côté du fœtus, soit du côté de l'utérus, soit du côté de la cavité abdomino-pelvienne, nous trouverons toujours une raison qui expliquera le défaut d'accommodation normale et aussi la situation anormale dans laquelle cependant il y aura une adaptation particulière qui n'échappera pas à la loi énoncée.

A. *Du côté du fœtus.* — L'ovoïde fœtal, nous disons ainsi parce que le fœtus pelotonné, fléchi dans tous les sens, offre dans ses membranes la forme d'un œuf, a son petit pôle du côté de la tête, et nous savons pourquoi normalement c'est la tête qui se trouve en rapport avec le segment inférieur de l'utérus à la fin de la grossesse et s'engagera dans le bassin. C'est donc que c'est le petit bout de l'œuf qui descendra dans l'excavation, comme le petit bout de l'œuf dans son coquetier.

Mais si les conditions changent, si, pour une raison quelconque, le petit côté de l'œuf devient le gros, ce n'est plus le sommet, mais bien le siège qui devra se trouver en rapport avec le segment inférieur de l'utérus et au besoin s'engager.

Eh bien ! c'est ce qui se produit quand la tête est augmentée de volume par l'hydrocéphalie, par exemple ; les présentations du siège sont, vous le savez, très fréquentes dans cette malformation fœtale, j'entends quand on constate un engagement.

D'un commencement de recherches que j'ai chargé notre maîtresse sage-femme, Mlle Mouren, de faire, je puis présumer qu'il en est de même, non seulement dans un développement anormal du sommet, mais toutes les fois que le siège complet est plus petit que le sommet, à plus forte raison dans le siège décomplété, mode des fesses s'entend. Et c'est ainsi qu'on a pu trouver dans quelques cas le siège engagé à la fin de la grossesse et qu'on peut expliquer cette anomalie apparente.

Quelquefois la cavité utérine est seulement plus grande que

nature, il y a du liquide amniotique en grande abondance et, malgré les autres conditions de parallélisme des axes réalisées, l'accommodation ne se fait que parce que la grande mobilité du fœtus ne lui permet aucune présentation stable. Ce n'est plus un contenu en contact avec un contenant contractile, c'est un corps noyé dans une grande quantité de liquide, qui échappe aux pressions, aux transmissions des alternatives de mouvements et de repos du contenant, de l'utérus. Aussi dans l'hydramnios y a-t il souvent des présentations anormales si le travail se déclare au moment où le fœtus n'était pas en contact avec le segment inférieur de l'utérus.

De même dans les malformations fœtales, c'est toujours la portionde l'œuf la plus petite qui descend la première.

Quand le fœtus est mort et macéré, les présentations irrégulières sont presque la règle, et ici, il est facile de comprendre que les conditions du contenu sont tellement changées, que les contractions utérines s'exercent dans des conditions toutes différentes et ne trouvent, au lieu du corps résistant, arrondissant ses angles, qu'une sorte d'éponge qui se laisse presser dans tous les sens. Si l'on veut entrer un bouchon dans une carafe, il faut encore qu'il ne se laisse pas aplatir sur les bords de l'ouverture dans laquelle il doit pénétrer ; il me semble qu'il n'est pas besoin d'insister.

B. *Du côté de l'utérus.* — *a) Utérus normal.* — C'est chez les multipares et surtout chez les grandes multipares que l'on trouve le plus souvent des présentations anormales, principalement des présentations transversales, je veux dire qu'on rencontre plus souvent ces dernières chez elles que chez les primipares. Pourquoi ? J'ai dit utérus normal, mais normal quant à sa forme, normal quant à son tissu propre, normal même quant à ses fonctions, mais ce tissu utérin normal, cette paroi utérine qui se contracte et même peut, à un moment donné, se contracter avec énergie, n'ont pas la même élasticité, la même tonicité que chez la primipare, de par les distensions antérieures qu'ils ont subies ; c'est comme une élastique qui n'est plus neuve quoique bonne encore, et cela explique comment le fœtus sera moins sollicité à se placer longitudinalement, alors que les contractions utérines ne seront pas suffisantes pour diminuer dans les proportions voulues les diamètres transversaux au profit du diamètre longitudinal.

D'ailleurs l'utérus, moins sensible aussi, ne réagira pas assez, s'il est distendu transversalement, pour corriger cette situation anormale immédiatement, et le fœtus pourra rester en travers, ce qui ne serait pas arrivé chez une primipare à fibre musculaire dont la sensibilité a été moins émoussée. Cette paroi utérine, ce contenant qui ne présente pas une assez grande résistance pour assurer la direction normale du fœtus, nous la trouverons au contraire parfaitement suffisante chez la primipare.

Mais il y a une autre condition aussi pour l'engagement : c'est que l'axe du sac utérin à diamètre longitudinal soit dans l'axe de la cavité abdomino-pelvienne ou au moins parallèle à cet axe.

C'est encore là une différence entre la primipare et la multipare ; alors que chez la première toutes les conditions de statique de la matrice gravide en bonne situation se trouvent réunies, chez la multipare, au contraire, elles font presque toutes défaut.

Car il ne faut pas oublier que le sac utérin est contenu lui-même dans un autre sac, la cavité abdomino-pelvienne, dans laquelle il est soumis à des pressions dans tous les sens et qui doivent forcément le pousser du côté où il rencontrera moins de résistance. Or ce côté, c'est en avant, c'est du côté de la paroi antérieure qui est moins rigide que les autres portions de la ceinture abdominale : paroi latérale, paroi postérieure ; et cet utérus poussé ainsi en bas et en avant, ou engagera son extrémité inférieure dans l'excavation, si la sangle abdominale le soutient dans son axe normal, ou basculera en avant, et son axe faisant un angle avec celui du pelvis, il ne sera pas sollicité à se porter directement en bas, c'est-à-dire à s'engager. Ces conditions défectueuses se retrouvent chez les multipares et d'autant plus accentuées qu'elles ont eu un plus grand nombre de grossesses.

La distension du ventre qui est si apparente à l'extérieur par les vergetures de la peau n'est pas moins réelle dans les parties sous-jacentes, et la fibre musculaire est non seulement modifiée dans ses propres éléments, mais les muscles eux-mêmes chargés d'assurer le soutien des organes abdominaux sont écartés de chaque côté de la ligne blanche, je parle des droits antérieurs, au point qu'il y a pu avoir, qu'il y a eu souvent des éventrations, des boutonnières à travers lesquelles l'utérus gravide a pu sortir de la cavité abdominale comme l'intestin dans la hernie.

Chez ces femmes-là, alors que l'engagement ne peut pas se faire, si vous redressez l'organe de la gestation, si vous soutenez le ventre, par une ceinture qui fera l'office d'une sangle musculaire, rectifiant l'axe utérin, vous obtiendrez l'accommodation de la tête, c'est-à-dire l'engagement du sommet. Vous voyez donc que le rôle de la paroi abdominale est capital et c'est lui qui vous expliquera l'engagement précoce chez les primipares et l'engagement tardif ou faisant défaut chez les multipares.

b) *Utérus anormal.* — Il est courant que, chez certaines multipares, on observe dans leurs grossesses successives toujours des présentations transversales. Si le nombre des grossesses chez celles qui ont eu beaucoup d'enfants, sept, huit, par exemple, explique, justement par le relâchement des parois utérine et abdominale, cette singularité à leurs dernières couches, il n'en est pas de même des premières grossesses, surtout de la première, car ici on ne peut invoquer cette cause de fatigue musculaire. Eh bien ! messieurs, dans ces cas-là, si l'axe transversal de l'utérus était plus long que l'axe longitudinal, ne vous expliqueriez-vous pas que le fœtus se plaçât dans cette situation transversale plus facilement que longitudinalement ?

C'est ce qui arrive, c'est ce que l'on a constaté anatomiquement et cliniquement.

Anatomiquement : F.-J. Hergott, en 1839, dans sa thèse inaugurale, a donné des dessins d'utérus, pris sur des femmes mortes en couches et ayant eu des présentations de l'épaule, dans lesquels le diamètre transverse l'emportait sur le longitudinal.

Polaillon a montré une pièce anatomique en 1877 (*Société de chirurgie*) dans laquelle l'utérus présente en son milieu un éperon divisant le fond en deux parties inégales.

Le professeur Pinard a rencontré trois faits de ce genre où une des moitiés de la matrice frappée d'arrêt de développement, à sa période embryonnaire, rendait parfaitement compte de cette anomalie.

Cliniquement : Nous avons constaté assez souvent, et toujours quand les grossesses se succédaient, offrant les mêmes présentations transversales, une saillie interne du fond de l'utérus en son milieu qui pouvait être facteur principal de ces présentations anormales. Le professeur Pinard a observé plusieurs cas de ce genre, et comme nous, c'est en faisant la délivrance artificielle, c'est-à-dire en introduisant la main dans l'utérus après l'accouchement, qu'il a pu constater cette saillie. Aussi, pour lui, *la présentation de l'épaule chez une primipare à terme signifie : malformation utérine.*

Donc ici encore la loi n'est pas en défaut puisque le fœtus se place dans le grand diamètre de l'utérus qui n'est plus le longitudinal mais le transversal. Et vous retrouverez encore de pareils exemples quand l'utérus sera déformé par une cause quelconque, un fibrome pariétal, je suppose !

C. *Du côté de la cavité abdomino-pelvienne.* — Ai-je besoin de vous dire que chez les femmes mal conformées, dans les cas de lordoscoliose par exemple, qui diminue en certains sens l'espace de la cavité abdominale, se trouvent créées des conditions spéciales où l'utérus accommode ses axes dans le sens le plus large, là où il y a le plus de place, et que si la hauteur du pubis à l'appendice xyphoïde est diminuée, la pression du diaphragme sur le fond de l'utérus le sollicitera à pénétrer très tôt dans l'excavation et que si cette excavation est trop petite pour le recevoir, l'utérus se portera en avant et constituera ces ventres en besace dont vous avez vu plusieurs exemples chez nos rachitiques opérées de la césarienne ou de la symphyséotomie.

L'excavation trop étroite, soit en elle-même, soit par le détroit supérieur, empêchera forcément l'accommodation de la tête dans le pelvis, et aussi les présentations anormales et surtout transversales ne sont-elles pas rares dans ces conditions.

Je n'insiste pas, nous n'étudions pas aujourd'hui les bassins viciés.

Mais sans être trop petite, l'excavation peut être occupée, — occupée par le placenta inséré sur le segment inférieur, — occupée par la vessie pleine, par le rectum rempli, et même alors l'excavation peut être plus grande que normalement, l'accommodation ne se fait pas parce que la tête n'a pas pu pénétrer ou pénétrer incomplètement.

Quand l'obstacle est le placenta, il n'y a pas moyen de l'enlever, mais quand c'est la vessie ou l'ampoule rectale pleines qui font de l'obstruction, vous connaissez le moyen de parer à cet inconvénient.

Non seulement vous connaissez les rapports qui existent entre l'utérus et la vessie en avant, entre l'utérus et le rectum en arrière, mais vous avez pu voir, et encore ces jours-ci, que l'évacuation de ces réservoirs permettait à une tête de pénétrer dans l'excavation, alors qu'elle était auparavant au-dessus du détroit supérieur.

Et c'est justement quand le bassin est grand que la tête, engagée mais mobile dans ce bassin, peut remonter à mesure qu'elle est chassée, par la réplétion des organes voisins, de bas en haut.

Ces dernières considérations, nous les invoquerons quand nous vous expliquerons les mutations de présentation et de position.

Pour aujourd'hui, il m'a suffi, je pense, de vous démontrer que la loi de l'accommodation, loin d'être infirmée par les exceptions qu'on aurait voulu lui opposer, trouve, au contraire, dans ces exceptions un contrôle nouveau qui l'affermit et en montre l'importance considérable en obstétrique.

DES HÉMORRAGIES GÉNITALES

MESSIEURS,

En dehors des hémorragies de la délivrance ou des suites de couches, le praticien est souvent appelé auprès de femmes perdant du sang d'une façon intempestive et répétée.

Ces hémorragies se montrent, soit à l'époque des règles, soit en dehors de cette période, après une suppression ou un retard de quelques jours, ou encore entre deux époques menstruelles régulières ; les premières s'appellent des ménorrhagies, les secondes des métrorrhagies.

Dans ces cas, la première chose à faire est de se rendre compte du siège de l'écoulement, par le toucher et par le spéculum. Lorsqu'il est reconnu que l'utérus est en jeu, il faut, même si la chose paraît invraisemblable, impossible, même si le sujet est à l'aurore ou à la fin de sa vie génitale, se demander : « Y-a-t-il » ou « Y-a-t-il eu grossesse ? » — Donc, première question à résoudre : la femme est-elle en état de grossesse, ou était-elle à l'état de vacuité quand elle a été prise de cette hémorragie ?

Souvent il vous sera répondu : « J'avais mes règles régulièrement, j'ai eu quelques jours de retard, mais je ne m'en suis pas étonnée, cela m'arrive quelquefois, et mes règles sont revenues sans que je m'en sois aperçue ; seulement elles durent beaucoup plus que d'habitude et voilà deux ou trois semaines que j'ai du sang continuellement. »

Ou bien : « Il y a une époque qui a manqué et je me croyais enceinte quand tout d'un coup j'ai perdu un peu de sang, mais pas comme d'habitude ; puis, à la seconde époque, mes règles sont revenues plus abondantes et je perds continuellement depuis ce moment. » — Voilà ce que répondent les femmes qui s'observent et qui sont sincères, mais la plupart du temps vous aurez affaire à une femme peu soucieuse de sa santé ou à une femme qui se trompe ou veut vous tromper. Il n'y a pas à compter beaucoup sur l'interrogatoire pour éclaircir le diagnostic, et il faut, sans désemparer, se livrer à un examen objectif. Cependant, si à vos demandes *variées* et *réitérées* les réponses sont toujours concordantes et que vous puissiez en conclure que vous êtes en face d'une ménorrhagie, vous aurez élucidé, très probablement, un des points importants du diagnostic : à savoir, que la personne qui vous consulte n'était pas enceinte, surtout si elle ajoute qu'elle n'a jamais perdu de caillots et que son sang fluide avait la couleur qu'il avait dans les autres époques. Si avec cela votre examen par le toucher digital et le toucher bimanuel vous permet de constater que le col n'a subi aucune modification, que le corps de l'utérus n'est pas augmenté de volume, vous pourrez avoir la quasi-certitude que vous n'êtes pas en présence d'un état gravide, même interrompu. Mais si, malgré tous les renseignements que vous avez pu recueillir, votre examen vous révèle un utérus plus gros que celui de l'état de vacuité, méfiez-vous, même chez une personne qui aurait encore les apparences de la virginité, je veux dire la persistance de l'hymen, et redoublez d'atten · tion pour interpréter le phénomène que vous venez de constater.

Ici vous pourrez avoir affaire à une grossesse en train d'évoluer ou à un avortement fait ou en train de se faire ; plus souvent que vous ne croiriez, il est malaisé de se prononcer et d'être affirmatif en telle occurrence !... Il y a des avortements que les anciens appelaient *effluxions*, d'autres qui ne sont guère plus tardifs qu'ils appelaient *ovulaires*, dans lesquels on n'a pas de base assez solide pour asseoir son diagnostic.

Toutefois rappelez-vous, surtout dans les avortements jeunes, que, l'avortement fini, la perte s'arrête ou au moins s'atténue dans de grandes proportions ; qu'au contraire tant que l'œuf n'est pas sorti tout entier, qu'un fragment de ses annexes demeure dans la cavité utérine, la perte continue. A plus forte raison vous croirez à un avortement incomplet si cette perte s'accompagne encore de caillots et se montre avec persistance après avoir presque disparu. En d'autres termes, quand vous trouvez une matrice dont le corps développé se sent par le toucher à travers les culs-de-sac vaginaux, si la perte continue, il y a avortement et l'avortement n'est pas fini.

Le praticien peut encore se trouver en présence d'un problème bien important : S'agit il d'une grossesse normale, interrompue ou non, ou d'une grossesse anormale molaire ou extra-utérine ?

Dans le cas des grossesses molaires, le diagnostic reste hésitant, peut-on dire, dans tous les cas, jusqu'à ce qu'en examinant la perte on ait trouvé des vésicules grosses ou petites dans le sang rendu ou qu'on en ait trouvé engagées dans le col. Ce sont des observations de ce genre qui ont donné lieu à l'erreur de la persistance des règles pendant la grossesse.

Dans la grossesse extra-utérine, la perte peut aussi persister longtemps après avoir disparu à une ou deux époques menstruelles, et l'utérus est augmenté de volume. Dans les hémorragies des grossesses ectopiques, il y a quelquefois, et c'est un bon élément de diagnostic, expulsion d'une caduque comme dans les avortements du deuxième mois par exemple. — A ce propos, il est important que le praticien se souvienne que les grossesses extra-utérines sont moins rares qu'on ne le croyait autrefois parce qu'on ne les diagnostiquait pas et qu'on ne les opérait pas.

A côté de ces faits, on rencontre d'autres hémorragies, celles-ci plus fréquentes, qui paraissent dès le troisième mois de la grossesse : alors quelquefois la femme ne se croit pas enceinte, mais chez elle cependant la gravidité est au moins probable. Ces écoulements sanguins sont le résultat d'un décollement prématuré du placenta inséré sur le segment inférieur de l'utérus.

Jadis, on ne parlait d'hémorragie due au placenta inséré, disait-on, sur le col que lorsqu'elle se produisait dans les trois derniers mois de la grossesse. M. Pinard a le premier démontré que cet accident peut se produire dès le troisième mois, c'est-à-dire dès que le placenta est formé, limité et bien greffé sur la paroi utérine.

Enfin, il faut toujours se méfier des grossesses avec continuation des soi-disant règles, l'écoulement peut être un symptôme de cancer ; il y a des cols épithéliomateux qui saignent toujours et qui ne sont pas malheureusement incompatibles avec la gravidité.

*
* *

A ces considérations qui ont trait aux femmes grosses, il faut maintenant ajouter d'autres observations quand la femme ne sera pas enceinte. Les hémorragies génitales chez la femme à l'état de vacuité sont en rapport avec l'état pathologique de l'utérus et quelquefois aussi avec l'état des annexes.

La simple métrite aiguë peut donner lieu à des hémorragies et même à des métrorragies. C'est surtout dans la période cataméniale qu'une imprudence ou une émotion brusque peut amener un écoulement plus ou moins abondant. Le plus souvent, la perte est faible et ne pourra en imposer pour un avortement : il faut alors chercher les nombreuses causes de ces congestions qu'Aran appelait hémorragipares.

La métrite aiguë produit une augmentation de volume de la matrice, mais l'organe est douloureux à la pression. Quand on veut le soulever, quand on le presse de bas en haut, dans le toucher digital du col, la femme accuse des douleurs s'irradiant dans les lombes, le haut des cuisses ; c'est là ce qui différencie cet état pathologique de la grossesse où l'utérus n'est pas douloureux à la pression, ni quand on lui imprime des mouvements. Pareillement, les contractions, indolores dans la grossesse, sont très douloureuses dans la métrite (coliques utérines).

Dans la métrite chronique, la menstruation n'est pas toujours normale et l'on peut observer des ménorrhagies correspondant à des périodes d'exacerbations douloureuses à l'époque des règles, surtout lorsqu'il y a une endométrite concomitante. Ici encore, quoique le diagnostic soit difficile entre la métrite chronique et la grossesse du deuxième mois, on se souviendra que l'utérus gravide est plus mou et non douloureux. Les signes de cette grossesse, pour si peu expressifs qu'ils soient, seront toujours moins confus que les symptômes de la métrite ; les règles, par exemple, qui se sont supprimées complètement dans le premier cas, auront été seulement irrégulières dans le second. Les hémorragies de l'endométrite se développent d'ordinaire graduellement et sont précédées et suivies d'un écoulement séreux plus abondant qu'à l'état normal, mais il peut y avoir des exceptions et des hémorragies brusques. Il faut se souvenir que toutes les altérations patho· logiques de la muqueuse dans cette affection qui dure longtemps peuvent se manifester par des hémorragies. Cette métrite hémorragique est fréquente, elle a bien souvent pour point de départ un avortement jeune ou même les suites de couches mal soignées.

Un point important dans cette question de séméiologie des écoulements sanguins est de tenir compte de l'âge de la malade et du moment de la ménopause. Il y a des femmes qui ont des pertes très abondantes et de longue durée, plusieurs semaines, plusieurs mois, avec des irrégularités dans leur apparition et qui pourtant ne sont pas malades.

Dans ce cas où le doute est permis plus que dans n'importe quel autre, le devoir du praticien est de faire toujours l'examen objectif. Il doit toujours redouter l'épithélioma. La quarantaine est souvent l'âge de l'épithélioma, quoique celui-ci puisse se rencontrer même chez les jeunes filles. Il y a encore des cas où l'hémorragie aura la même signification ; c'est quand elle apparaîtra chez les femmes âgées qui ne sont plus réglées depuis longtemps ; alors c'est presque toujours le cancer qui est en jeu.

A côté de cette affection si maligne, si fréquente, il y a d'autres néoplasmes plus bénins à condition qu'on les opère ; ils se révèlent au praticien par des hémorragies profuses irrégulières et répétées : ce sont les polypes et les corps fibreux. Le polype intrautérin, accessible par l'ouverture du col est facile à diagnostiquer ; il n'en est pas toujours de même pour les fibromes, les myomes ; cependant, l'écoulement sanguin plaidera en faveur du fibrome si l'on hésite entre lui et le kyste ovarien. Ce dernier, en effet, ne

supprime presque jamais les règles, mais ne produit habituellement pas de ménorrhagies.

Il est enfin des métrorrhagies qui sont sous la dépendance des
affections annexielles, et lorsque, par le toucher bimanuel, vous
aurez reconnu un utérus normal, mais déplacé, abaissé surtout,
il faudra penser à cette étiologie. Vous savez le rapport intime
qui existe entre l'ovulation et l'écoulement menstruel, vous connaissez la disposition et la richesse vasculaires de la zone génitale,
vous ne vous étonnerez donc pas que l'état pathologique des annexes puisse entretenir une congestion hémorragique de la muqueuse utérine.

Vous trouverez alors dans les culs-de-sac de l'empâtement ou
des tumeurs plus ou moins grosses, plus ou moins dures, que
vous irez chercher là où elles doivent être, c'est-à-dire sur les cô-
tés du bassin ou dans le Douglas.

L'intervention chirurgicale devra porter sur ces annexes, et
c'est ainsi que vous aurez raison de l'hémorragie utérine.

*
* *

Messieurs, pour terminer, laissez-moi vous répéter ce conseil
pratique : Toutes les fois que se présentera à vous une femme
perdant du sang, examinez à fond ses organes génitaux et procé-
dez par élimination, si vous n'avez pas de signe positif qui puisse
assurer votre diagnostic. Pensez, tout d'abord, aux erreurs que
les plus grands praticiens ont pu commettre à propos de grossesses méconnues ; et toutes les fois qu'il n'y aura pas urgence à intervenir, répétez votre examen à quelques jours d'intervalle, avant,
pendant et après la période des règles. Vous aurez ainsi des ga-
ranties qui ne sont jamais superflues pour vous faire une conviction sur ce point, délicat entre tous, de la pratique professionnelle.

QUATRIÈME LEÇON

DES HÉMORRAGIES TARDIVES

MESSIEURS,

Parmi les accidents qui peuvent traverser l'état puerpéral, depuis le début de la grossesse jusqu'aux suites de couches inclusiment, il n'en est pas de plus angoissant que les hémorragies !

Je compte, m'appuyant sur les observations de nos malades, vous faire une suite de leçons sur ce sujet et m'attacher plus que jamais au côté clinique de la question. Il nous faudra donc suivre les hasards des cas qui se présenteront à nous et c'est pourquoi, aujourd'hui, je vais commencer par vous exposer l'étude d'hémorragies qui ne sont pas les plus fréquentes, mais dont deux exemples se sont montrés ces jours-ci.

Je veux parler, et cela à propos de deux femmes que vous pouvez examiner dans le service, des hémorragies non pas de la délivrance qui certes sont des plus importantes, des plus graves, des plus meurtrières, mais de celles qu'on appelle secondaires, tardives, parce qu'elles n'apparaissent que quelques heures ou même quelques jours après la délivrance. Nous verrons quelle en est la forme ? quelle en est la cause, et aussi quel en est le traitement ? Exposons d'abord les faits bruts, nous détaillerons après les observations et vous en tirerez vous-mêmes les conclusions ?

Le 16 avril 1907, il nous arrive une femme soi-disant secondipare, ayant eu d'un premier accouchement à terme deux jumeaux, encore vivants aujourd'hui. Elle est à terme et au début du travail. Sommet engagé en OIGA. Elle accouche en 12 heures spon-

Queirel. — III   3

tanément d'un fœtus de 3.500 grammes et tout paraît normal,
sauf qu'elle a un placenta de 700 grammes, ce qui n'empêche pas
la délivrance d'être normale aussi. Après l'accouchement, la température est de 36° 4. Le 21, c'est-à-dire 5 jours après, cette femme
est prise d'hémorragie abondante et inquiétante.

Autre fait : le 4 avril, entre à la salle de travail une secondipare de 27 ans, qui accouche prématurément d'un fœtus de
2.200 grammes. La délivrance présente une rétention partielle
des membranes qui, du reste, ne passe pas inaperçue, de même
qu'un petit cotylédon supplémentaire.

Cependant, après la délivrance qui paraît complète, tout rentre
dans l'ordre jusqu'au 13 avril. Ce jour-là : hémorragie qui s'arrête
après injection chaude et qui se renouvelle le lendemain.

Voilà ce qu'on appelle les hémorragies secondaires et tardives.
Elles ont cela de particulier qu'après l'expulsion du placenta,
l'utérus est bien revenu sur lui-même, et elles se différencient,
par cette particularité, des hémorragies de la délivrance, toutes
dues à l'inertie utérine.

Tels sont les faits sans commentaires ! Si l'on n'avait d'autres
renseignements, et c'est ce qui vous arrivera dans la pratique de
la clientèle, on se demanderait pourquoi se sont produits ces accidents ? Et l'on ne manquerait pas, ce contre quoi je ne saurais
trop vous mettre en garde, d'accuser l'état général de la femme,
la prédisposant aux écoulements sanguins ? Non ! méfiez-vous, il
y a quelque anguille sous roche !... Je ne nie pas que quelquefois, mais très rarement, il y ait des femmes hémophiliques, des
femmes albuminuriques ou encore ayant d'autres tares pathologiques les exposant à des hémorragies, mais croyez que bien
souvent cette explication, dont il ne faut pas se contenter *à priori*,
couvre notre ignorance ou un défaut d'observation. En effet, presque toujours ces hémorragies tardives ne reconnaissent pour causes que quelques débris placentaires ou membraneux qui sont
restés dans l'utérus après la sortie du délivre, et alors l'involution normale, intégrale, est troublée ; ce qui le prouve, c'est que

vous trouvez le fond de la matrice à 15, 18, 20 centimètres du pubis, comme je vous l'ai montré chez la femme de la première observation. Ces débris de tissus, ces fragments d'annexes, accompagnés de caillots, peuvent s'altérer, se putréfier, se sphacéler plus ou moins tôt et produire ces écoulements sanguins qui vous surprendront, si vous n'avez pas supposé que la délivrance avait été incomplète. Avec ces rétentions partielles, peuvent se montrer et se montrent souvent des accidents infectieux, et alors, précédant l'hémorragie, l'élévation de la température se manifeste, par bond ou d'une façon permanente. C'est, du reste, ce qui s'est produit dans notre première observation et même dans la seconde ; mais il est temps de les relire en détail.

La prétendue secondipare qui fait l'objet de la première observation a 30 ans. Elle a eu à 23 ans un accouchement gémellaire, facile, mais elle a eu, les 6 ou 7 premiers jours consécutifs à la délivrance, des hémorragies abondantes, à tel point, nous dit-elle, qu'on n'avait conservé que peu d'espoir de la sauver. Voilà un précédent qui serait un bon prétexte pour invoquer une prédisposition de l'état général ? 18 mois après, nouvelle grossesse interrompue par un avortement de 2 mois et demi à 3 mois. L'année d'après, et tous les ans jusqu'à cette dernière gestation, avortement, ce qui fait six avortements entre les deux grossesses à terme !... Je n'ai que peu de confiance dans la moralité de cette femme, aussi étant donnés la fréquence des avortements et le poids du placenta que nous avons constaté (700 grammes) dans ce dernier accouchement, il serait bien possible que la syphilis fût en jeu et, d'autre part, la mort subite de l'enfant qui a succombé le deuxième jour viendrait à l'appui de ce diagnostic. L'autopsie de ce fœtus a révélé des hémorragies méningées, sans que cependant on puisse invoquer des phénomènes de compression crânienne, la période d'expulsion ayant été rapide et spontanée. Quoi qu'il en soit, un placenta si gros, bien qu'inséré normalement, s'étale assez pour diminuer les chances d'hémostase utérine et permettre la rétention de quelques débris annexiels. Or, cette rétention n'est pas douteuse comme on peut s'en convaincre en lisant la suite de l'observation. Si, le 21, l'hémorragie se montre, le 19, la température s'était élevée à 39° 6. De même le 20, et les lochies présentaient de l'odeur. On fit, bien entendu, des injections intra-utérines. Le 21, à 4 heures du soir, perte abondante qui cède à une injection intra-utérine très chaude. Le même jour, à 9 heures du soir, la perte se renouvelle avec une abondance inquiétante. Pouls au-dessus de 120, muqueuses décolorées, utérus distendu par des caillots. On intervient : les caillots sont évacués et l'on passe après, pour plus de sûreté, ce que je n'approuve pas beaucoup, une curette mousse qui ramène quelques débris. La perte très abondante inspire à l'interne, ce que je n'approuve pas du tout, une injection d'ergotinine. Son excuse c'est qu'il est nouveau dans le service. Messieurs, l'eau chaude suffit, l'ergotine a été bien surfaite, dans ces cas-là ; ce qui le prouve, c'est que l'hémorragie qu'elle avait été censée arrêter se montra encore à 1 heure du matin, puis à 4 heures, et céda enfin à une nouvelle injection plus chaude et prolongée.

Je ne saurais trop attirer votre attention sur le rôle de l'eau chaude comme hémostatique. C'est elle qui fait contracter les fibres musculaires de l'utérus, c'est elle, qui, par cette contraction, fait de ces fibres de la couche moyenne de la tunique musculaire de véritables ligatures vivantes ; c'est elle qui sollicite la contractilité des vaisseaux relâchés par l'infection. Les hémorragies dues à l'infection ne sont pas rares, il faut le savoir. Et si nous le constatons mieux que personne dans les accidents infectieux puerpéraux, c'est une notion de pathologie générale qui ne doit pas vous être étrangère.

Voilà donc bien une hémorragie tardive, due à l'infection par rétention de débris et de caillots dans l'utérus arrêté dans son involution ; mais nous n'en avons pas fini avec ces phénomènes infectieux et nous avons assisté à plusieurs crises de manie puerpérale aiguë, qui se sont du reste rapidement amendées. Il va sans dire que l'urémie n'était pas en cause, la malade n'a jamais eu d'albuminurie.

Dans la dernière observation, la rétention a été plus manifeste. La conduite de la délivrance pouvait la faire redouter. En effet, ici, le placenta était inséré sur le segment inférieur. La rupture prématurée des membranes qui a provoqué le travail s'était produite après plusieurs hémorragies. Au moment de la délivrance, outre un petit cotylédon supplémentaire qui fut extrait, on avait constaté des adhérences des membranes et pourtant tout se passa bien pendant 7 jours.

Le 13 avril, hémorragie légère qui s'arrête spontanément. Le 14, elle reparaît plus forte. On intervient et on trouve un morceau de placenta encore partiellement adhérent qu'on détache et enlève facilement. Injection chaude. L'hémorragie ne se reproduit plus. Ce qui distingue ce cas du précédent, c'est qu'ici il n'y a pas eu d'infection, la température cependant, le 12, était montée à 37°9. Mais l'adhérence du débris placentaire explique le défaut d'infection, et tant que l'utérus ne fut pas vidé, l'hémorragie persista ; elle disparut, au contraire, dès que cet organe fut complètement évacué.

Messieurs, par ces deux exemples, je crois que vous devez bien être convaincus que la cause de ces hémorragies tardives est la rétention de quelques débris annexiels dont on ne se rend pas toujours bien compte au moment de la délivrance.

J'ai choisi ces deux faits pour qu'ils soient démonstratifs, mais les cas ne seront pas toujours aussi faciles à expliquer. Il arrivera quelquefois que vous serez surpris, alors que tout paraît bien aller, par une de ces hémorragies tardives, sans autre manifestation que l'expulsion d'un gros caillot, 10, 12, 13 jours après la délivrance. J'en ai vu un cas chez la femme d'un confrère au quatorzième jour, un autre au dix-huitième jour, mais, notez ceci, les lochies n'avaient pas cessé d'être sanglantes. C'est encore un indice et vous devez songer alors à la possibilité de cet accident et vous rappeler ce que nous avons dit.

Que faut-il faire ? Poser la question, c'est la résoudre. Il ne faut pas se perdre en conjectures, il faut évacuer l'utérus. L'in-

dication est simple et précise ; je dirai qu'elle est unique s'il est
sous-entendu que vous ferez suivre l'évacuation d'une longue
injection intra-utérine d'eau très chaude, de 46 à 48°. Et vous
serez certains que la perte ne se reproduira plus, si le globe utérin
durcit et revient au volume qui doit correspondre à celui de l'époque de son involution normale.

Au point de vue professionnel, les considérations qui précèdent
doivent vous rappeler qu'il est de la dernière importance, dans
tout accouchement, je ne dis pas seulement dans les accouchements difficiles ou laborieux, dans les accouchements artificiels,
mais même dans ceux qui se passent le mieux du monde, de
s'assurer minutieusement que la délivrance est *complète* et que
vous ne devez quitter votre accouchée que lorsque vous en avez
la certitude, sous peine de vous trouver en présence d'accidents
fâcheux et de complications, d'autant plus regrettables que vous
ne les aurez pas prévus. Le souci de votre considération, à défaut
d'humanité, doit vous dicter cette conduite.

CINQUIÈME LEÇON

DE L'OPHTALMIE DES NOUVEAU-NÉS (1)

Messieurs,

Je vais vous parler aujourd'hui d'un cas très malheureux que nous venons d'observer dans le service ; je n'en avais pas vu de semblable depuis plusieurs années ! C'est un enfant rendu aveugle par une ophtalmie purulente, une ophtalmie blennorragique, cette ophtalmie appelée *neonatorum* à raison de sa fréquence chez le nouveau-né. Voici les conditions dans lesquelles ce cas affreux, ce malheur, s'est produit.

Mère de 22 ans, domestique, I p., entre à terme, en travail à 6 heures du soir, le 3 mars 1905, O. I. G. A. Sommet très engagé. La dilatation qui était comme 5 francs, à l'entrée, progresse rapidement et est complète à 8 heures du soir. La poche des eaux éclate spontanément et tempestivement, et l'expulsion ne dure que trois quarts d'heure.

Le fœtus pèse 3.135 grammes ; le placenta 530 grammes. Il se présentait par le bord, il a été expulsé par expression. Mais il y a eu rétention des membranes qui ont été liées et qui sont sorties avec la première injection, après la délivrance.

Cette femme était atteinte de vaginite gonococcique, diagnostic vérifié par l'examen bactériologique fait par le docteur Jean Livon, mon chef de clinique. Cette femme avait reçu plusieurs injections désinfectantes, mais elle n'en a pas moins infecté son enfant, quoique les circonstances de son accouchement ne fussent pas fa-

---

(1) Leçon recueillie par le Dr Jean Livon, chef de clinique.

vorables à cette contagion : intégrité de l'œuf, travail de courte durée. Il a fallu que sa blennorragie fût bien virulente pour produire un tel résultat ! En effet, dès le lendemain de sa naissance, c'est-à-dire douze heures après, le nouveau-né qui avait pourtant subi le traitement prophylactique que nous appliquons à tous les enfants et avec encore plus de scrupule et d'insistance chez les prématurés et chez ceux dont les mères présentent des écoule· ments vaginaux, ce nouveau-né, dis-je, offrait des symptômes accentués d'ophtalmie auxquels il n'était pas permis de se méprendre et qui annonçaient tout de suite une maladie grave.

Les yeux étaient déjà pleins de pus, les paupières très gonflées et d'un rouge violacé. En se servant des écarteurs, on voyait la cornée compromise et, malgré tous nos efforts, la vue a été perdue ! Voilà donc, du fait d'une gonorrhée maternelle, un aveugle de plus jeté dans la société !

Vous me permettrez, Messieurs, après avoir énoncé le fait brutal, de revenir sur les particularités qui se sont déroulées devant nous, impuissants à préserver cet enfant de la cécité, quoique ayant tout tenté pour cela.

Et d'abord l'époque à laquelle est apparue la maladie.

Si vous consultez les auteurs, spécialistes ou accoucheurs, et en particulier Crédé, vous verrez que c'est généralement le troisième jour que se développent les premières manifestations. Cette durée de trois jours d'incubation est la plus fréquemment trouvée dans les statistiques et, quand elle est abrégée, on peut dire que l'ophtalmie sera grave, d'autant plus grave qu'elle apparaîtra plus près de l'accouchement.

A ce propos je vous dirai qu'on a admis deux sortes d'ophtalmie purulente, quant à l'origine : ophtalmie primitive, datant de la naissance avec une incubation de trois jours, de deux, d'un jour ou même moins ; ophtalmie consécutive résultant de la contagion, de la contamination par des doigts malpropres, des linges sales, etc., laquelle peut se développer aussitôt que la première, mais généralement plus longtemps après la naissance, sept, huit jours.

Quant à l'ophtalmie primitive, celle à laquelle nous avons affaire aujourd'hui, j'ai démontré, preuves à l'appui, c'est-à-dire par des observations scrupuleusement prises, qu'elle pouvait non seulement se montrer dès la naissance, mais qu'elle pouvait avoir déjà évolué *in utero*. C'est ce que nous avons appelé ophtalmie intra-utérine ; je n'en parlerai pas aujourd'hui.

Ces ophtalmies qui se montrent d'une façon précoce, coïncident non seulement avec des leucorrhées gonococciques chez la mère, mais aussi avec un séjour prolongé de la tête dans la vagin, l'œuf déjà ouvert depuis plusieurs heures. Le contact du liquide purulent avec les yeux du fœtus, la température élevée des conduits génitaux, sont des conditions très favorables à l'éclosion de ces conjonctivites, en quelque sorte par inoculation.

C'est alors que vous observez, dès le début, des paupières gonflées, laissant suinter entre elles un liquide citrin ou une sérosité jaune foncée qui peut s'échapper en jet quand on cherche à les entr'ouvrir et quelquefois atteindre l'œil de la personne qui examine l'enfant. Ce danger a été signalé et l'on a même inventé des lunettes spéciales pour l'éviter. C'est le premier degré de l'ophtalmie *neonatorum*.

Le deuxième ou le troisième jour, avec l'œdème des paupières, avec la rougeur et le dépoli de la conjonctive, le pus fait son apparition, et particularité digne d'être notée, ce pus se reproduit rapidement alors même qu'on a lavé, abstergé, injecté les yeux avec soin.

Puis à un degré plus avancé, ce n'est pas seulement la conjonctive palpébrale qui est prise, mais bien la conjonctive bulbaire, avec un boursouflement constituant le chémosis, ce bourrelet qui entoure et étrangle pour ainsi dire la cornée. La vitalité de celle-ci va être gravement compromise par une des variétés pathologiques suivantes :

L'ulcération centrale qui commence par le dépoli de la face externe de la cornée, par la chute de son épithélium, puis la destruction de dehors en dedans des lamelles épidermiques qui constituent cette membrane, on dirait d'abord d'un mur qui s'effrite et enfin sa perforation. La chambre antérieure se vide immédiatement et l'iris poussé par le cristallin vient s'appliquer par défaut d'équilibre de pression contre la face postérieure de la cornée ; d'où possibilité d'une cataracte appelée pyramidale ou d'une synéchie antérieure.

Le coup d'ongle qui n'est que l'ulcération latérale du limbe de la cornée arrive au même résultat, avec ou sans hernie de l'iris, constituant dans le premier cas ce qu'on appelle le myocéphalon et dans le deuxième, le leucome adhérent. Le myocéphalon est un staphylome partiel, ainsi nommé à cause de sa ressemblance avec une tête de mouche que forme sa saillie ; le leucome est cette opacité blanche nacrée qui persiste toute la vie.

Enfin l'ulcération du bord sclérotico-cornéen qui amène l'infiltration d'abord, puis le staphylome total par suite de perforation due au sphacèle de la cornée, ou bien l'évacuation du globe oculaire qui se flétrit, s'atrophie et forme un véritable moignon cicatriciel.

Je ne veux pas empiéter sur le domaine de la spécialité de mon collègue et ami, le professeur Guende, mais je voulais vous montrer, par ces quelques mots, et je ne pouvais vous le laisser ignorer, la gravité de certaines ophtalmies qui évoluent ainsi ; quand elles ne sont pas soignées, soignées trop tardivement, ou même, rarement il est vrai, quand on a pris toutes les précautions dès le début. Conclusion : Pour nous, accoucheurs, il faut toujours nous tenir sur la défensive et bien nous pénétrer de cette idée que le meilleur moyen d'empêcher de pareils accidents, c'est de les prévenir par une sévère et rigoureuse antisepsie, et, pour tout dire, d'appliquer à tous les nouveau-nés des mesures prophylactiques qui les en préserveront.

Sachez, en effet, qu'avant cette pratique de l'antisepsie, appliquée à ce cas particulier, l'ophtalmie des nouveau-nés était très fréquente dans les Maternités : 10, 12, 15 0/0, alors qu'aujourd'hui elle est descendue à 1, 0.40, 0.10 0/0, ainsi qu'il résulte des statistiques comprenant non pas quelques accouchements, mais des milliers de naissances.

Mme Henry, la maîtresse sage-femme de la Maternité de Paris, a pu voir 2.000 enfants, sans un seul atteint de cette horrible maladie.

Il est même démontré, par la pratique d'Olshausen, que la désinfection avant la section du cordon donne de meilleurs résultats que lorsqu'on ne la pratique qu'après cette section.

Et si vous voulez, d'autre part, savoir la raison qui nous pousse à agir ainsi, ouvrez la statistique de l'Etablissement des Quinze-Vingts à Paris, vous y verrez qu'un tiers des aveugles doit la cécité à cette cause.

Mackensie prétendait qu'à la Maternité de Stockholm, on observait un cas d'ophtalmie sur dix-huit enfants chez les femmes saines, et un cas sur sept chez celles qui avaient un écoulement blennorragique.

Dans notre service, sur 2.500 naissances, nous n'avons enregistré que douze cas d'ophtalmie. Grâce aux soins de notre maîtresse sage-femme Mlle Mouren, ces enfants ont tous été guéris.

J'ajouterai que non seulement l'ophtalmie purulente est dangereuse pour l'enfant qui en est atteint, mais aussi, dans les services d'obstétrique ou de pædiatrie, ou encore, dans les familles qui vivent dans des conditions hygiéniques défectueuses, pour les enfants qui entourent ou vivent avec le malade. Bien souvent on a observé et nous avons observé nous-même des épidémies intenses et meurtrières dues à la propagation du microbe de Neisser.

Messieurs, un spécialiste distingué qui a un grand service hospitalier à Lariboisière, le docteur Morax, a étudié cette question au point de vue bactériologique. Il a avancé, avec pièces à l'appui, que toutes les ophtalmies des nouveau-nés n'étaient pas dues à la présence du gonocoque sur la conjonctive ! Mais s'il y a d'autres microbes pyogènes qui peuvent les produire, comme dans la pratique on ne peut pas les diagnostiquer immédiatement, il est prudent de se comporter comme si ces affections étaient toutes gonococciques et surtout contagieuses.

Il est cependant bon de reconnaître que tous les yeux des nouveau-nés présentant de l'œdème, de l'infiltration et de la rougeur des paupières, ne sont pas atteints de l'affection que nous étudions. C'est, par exemple, quand, dans une application de for·ceps, il y a eu compression de la région palpébrale ou encore dans les présentations de la face quand les paupières sont boursouflées et d'un rouge violacé ; or, il est un bon symptôme qui nous la fera différencier : c'est l'absence, dans ces derniers cas, du liquide citrin qui ne sort pas, quand on cherche à écarter les paupières, et, de fait, au lieu de s'aggraver, les symptômes observés ne tardent pas à s'amoindrir.

Je pense, Messieurs, par ces quelques considérations, vous avoir convaincus de l'importance du traitement prophylactique de l'ophtalmie des nouveau-nés, et il faut maintenant vous dire en quoi il consiste.

Vous nous le voyez du reste appliquer journellement, mais il est bon de le formuler avec quelques détails.

Le but est unique, les moyens seuls d'arriver au résultat diffèrent avec la pratique de chaque accoucheur ; mais le point sur lequel tous s'accordent, c'est d'agir au plus tôt, pour préserver les yeux et détruire *in situ* les germes pathogènes qui avaient pu les atteindre déjà.

Le traitement se divise donc : en prophylactique, appliqué systématiquement à tous les enfants, avant de savoir s'ils sont ou non contaminés, et en curatif, qui devra être sévère pour combattre le développement de la maladie contractée, déjà en voie d'évolution.

Le traitement prophylactique consiste à toujours essuyer les yeux de l'enfant sitôt son expulsion, avec du coton stérilisé, puis de les laver avec de l'eau chaude additionnée d'aniodol, ainsi que nous l'employons dans notre service, avant même d'avoir coupé le cordon, — on utilise ainsi le temps que l'on attend pour la cessation des battements funiculaires. On instille ensuite entre les paupières, légèrement entr'ouvertes, dans l'angle interne de l'œil, quelques gouttes de solution nitratée à 0.50 0/0, ou, si l'on craint une contamination, à 1/50 : c'est là la pratique de Crédé. Pinard avait recommandé le jus de citron ; nous l'avons employé à la Maternité, pendant que nous employons ici le nitrate d'argent, les résultats ont été sensiblement les mêmes.

Tarnier avait conseillé, après le lavage des yeux, d'insuffler de la poudre d'iodoforme ; d'autres ont conseillé des injections de sublimé à solution très faible, bien entendu, le permanganate de potasse, le naphtol (Budin), etc., etc. J'accepte tous ces antiseptiques, et, si je donne la préférence à l'aniodol, comme lavage, et au nitrate d'argent, comme instillation, c'est d'une part que le premier n'est pas toxique, ni caustique, ni même irritant, et d'autre part que le second a une action efficace et sûre, reconnue de tous.

Si l'enfant est menacé de par la leucorrhée maternelle, il faut continuer les lavages à l'aniodol et les instillations nitratées à solution faible ; mais, si l'enfant accuse déjà les premiers symptômes de la maladie, il ne faut pas craindre d'agir énergiquement. Pour cela, il faut employer des lotions intra-palpébrales toutes les quatre heures, avec le petit appareil de Kalt que je vous présente, que vous ferez toujours suivre de l'instillation nitratée ou mieux, au protargol ; celui-ci s'emploie à des doses plus élevées que le nitrate d'argent à 10, 15 et 20 0/0 et même quelquefois à 50 0/0 dans une solution aqueuse.

Il faudra surveiller très attentivement la cornée, car la conjonctivite se complique très rapidement de kératite et même d'inflammations plus profondes des parties constituantes du globe oculaire et c'est parce que celles-ci sont si fréquentes que l'on emploie couramment aussi souvent le terme d'ophtalmie que de conjonctivite.

Il faudra donc surveiller le chémosis, la transparence de la cornée. Quand la muqueuse palpébrale et bulbaire est très gonflée, le bourrelet qui entoure la cornée très saillant, je fais quelquefois des scarifications suivies de lavage abondant, en ayant soin, comme je vous le recommande, et j'y insiste, de bien faire balayer par le liquide chaud les culs-de-sac palpébraux supérieur, inférieur, lacrymal.

Pour examiner la cornée, ce que vous devez faire à chaque lavage et pour éviter la compression du globe oculaire, il faudra vous servir de petits écarteurs *ad hoc*, après toutefois avoir fait fixer la tête de l'enfant solidement, ce qui n'est pas une précaution inutile, sous peine de le blesser dans les mouvements qu'il fait autrement pour se soustraire à la douleur.

Tant que la cornée est transparente vous pouvez être tranquille sur l'issue de la maladie, mais prenez garde que, menacée, elle perde, au contraire, en peu de temps sa transparence. Alors la vue n'est pas encore compromise, car les choses peuvent revenir à l'état normal, mais c'est chanceux et en tout cas très grave : il faut craindre l'ulcération.

Dans l'intervalle des lavages vous mettez sur les yeux un pansement humide avec du coton stérilisé et une légère compression par une bande de gaze, soit un binocle !

Messieurs, je dois dire que ce traitement appliqué avec intelligence et beaucoup d'attention est généralement victorieux et guérit ou enraye les accidents et qu'on peut prévenir ainsi les opacités, les taies ou au moins les perforations de la cornée. Malheureusement il n'en a pas été ainsi chez le pauvre petit bébé que vous avez examiné tantôt. Vous avez pu voir, au contraire, qu'il était affecté d'un staphylome complet des deux yeux et que cette boursouflure de la cornée comprend l'iris et le cristallin.

Durant ces quelques jours qu'a évolué la maladie si rapidement pour aboutir à cet affreux résultat, vraiment navrant, quelques-uns d'entre vous ont pu vérifier ce que j'ai avancé, à savoir la perte du poli et de la transparence de la cornée, sa couleur blanc-jaunâtre, sa perforation.

Si les globes oculaires ne se sont pas vidés complètement, c'est que l'iris projeté en avant, ainsi que le cristallin, ont fait, par adhésion avec les bords de l'ulcération, l'office d'un bouchon protecteur, mais il n'en est pas moins certain que la vue est à jamais compromise.

N'oubliez pas ce cas-là, Messieurs ; je vous souhaite de ne plus en revoir de pareil, mais que son souvenir soit pour vous un motif de toujours craindre l'ophtalmie des nouveau-nés que vous recevrez ; car, ici plus qu'ailleurs, rappelez-vous que la méfiance est la mère de la sûreté.

ENCORE LE CÉPHALÉMATOME (1)

MESSIEURS,

Sachons profiter des hasards de la clinique ; ils nous sont favorables, car nous pouvons observer actuellement deux spécimens d'une affection rare : le céphalématome. Elle est rare, puisque dans le service des Enfants-Assistés dirigé par le professeur Seux, mon ancien maître, à qui nous devons un des premiers travaux sur cette question, sur 5.374 enfants, on n'en a observé que 45 cas. Nous nous proposons d'en étudier surtout le diagnostic différentiel ; c'est pour cela que nous aurions pu donner pour titre à notre leçon : « Des tumeurs externes du crâne chez l'enfant nouveau-né. »

Le premier cas a trait à un enfant dont la mère a quitté le service ce matin. Voici les grandes lignes de l'accouchement : Le travail commence le 25 avril, à 1 heure du matin. Le 26 avril, à 9 heures, la femme entre à la salle de travail. La dilatation est complète à 6 heures et demie du soir ; à 8 heures et demie expulsion d'un fœtus du sexe masculin pesant 3.880 grammes. Délivrance normale, une demi-heure après. Les diamètres de la tête de l'enfant sont : OM = 14, OF = 12, SoB = 9 3/4, SoF = 11, BiP = 9 3/4, BiT = 8 1/2 SMB = 9 3/4. Circonférence, OF, de la tête, 37.5.

Si je vous ai résumé cette observation où tout s'est passé normalement, c'est précisément pour vous montrer que le céphalé-

---

(1) Leçon recueillie par M. ABEILLE, interne de service.

matome n'est pas toujours le résultat d'opérations obstétricales ou d'accouchements laborieux ; l'enfant n'est même pas né avec une bosse séro-sanguine.

Quels sont les caractères du céphalématome ? Il n'y a d'abord pas de changement de coloration de la peau, ni d'éraillures, car cette tumeur n'est pas produite par un traumatisme violent. Elle est molle, fluctuante, irréductible. Si on la déprime avec le doigt, elle cède bien, mais reprend sa forme dès que la pression cesse. Ce céphalématome a le volume d'un œuf ; sa forme est plutôt allongée. Si on l'examine plus soigneusement, on remarque une chose : en parcourant avec le doigt la limite de la tumeur, on trouve un bourrelet osseux ; l'os fait une saillie circulaire à tel point qu'il semble indiquer un enfoncement de la table externe. C'est un signe sur lequel Bouchacourt a le premier attiré l'attention et qui est réellement caractéristique du céphalématome. De plus, jamais la tumeur n'empiète sur les sutures.

Voilà donc les principaux caractères de cette affection rare.

Qu'est-ce que le céphalématome ? C'est une tumeur qui, comme son nom l'indique, contient du sang. Comment le sait-on ? Par les autopsies, par les pratiques interventionnistes qui étaient en honneur, il y a 15 ou 20 ans encore. Où est-elle située ? Pas immédiatement sous le cuir chevelu. Vous saurez que sous la peau on trouve le tissu cellulaire, sous celui-ci l'aponévrose qui réunit le muscle frontal au muscle occipital ; puis, plus profondément, le périoste qui recouvre immédiatement l'os doublé d'un second périoste à l'intérieur, la dure-mère. Eh bien ! le céphalématome siège entre le périoste et l'os. On le rencontre surtout sur les pariétaux et plus fréquemment sur le pariétal droit. Cependant, dans le premier cas que je vous présente, la tumeur siège sur le pariétal gauche, et dans le second sur l'occipital. Regardez bien celui qui siège au niveau de la protubérance occipitale externe : vous n'en verrez peut-être plus de votre vie, à cet endroit-là.

Pourquoi la tumeur siège-t-elle de préférence sur la bosse pariétale ? Si, au cours d'une autopsie, vous cherchez à dépérioster le crâne, vous remarquerez que le périoste se laisse décoller très facilement au niveau, surtout, des bosses pariétales. Il est, au contraire, intimement adhérent au niveau des sutures. Ceci vous indique que si du sang s'épanche sous le périoste, il ira là où les tissus sont le moins adhérents, le plus lâches. De plus, à ce niveau, les vaisseaux sanguins sont extrêmement ténus et friables, alors qu'au contraire ils sont de plus en plus gros et résistants à mesure que l'on se rapproche des gros troncs vasculaires.

Donc : 1° friabilité du système vasculaire ; 2° laxité plus grande des tissus.

On supposait que cela suffisait pour expliquer la production des céphalématomes dans les accouchements difficiles. Certains auteurs ont voulu aller plus loin. Des anatomistes prétendaient que, sous les céphalématomes, la surface des os était toujours lisse. D'autres, parmi lesquels il faut surtout citer Valleix, ont trouvé au contraire que les os présentaient des stries entrecroisées qui leur donnaient un aspect chagriné. Depuis les recherches de Palleta et d'un élève de Pinard, Campet, on sait qu'il existe sur les os du crâne de petites fissures, au travers desquelles on peut, par la pression, faire sourdre du sang. On a même prétendu qu'il y avait une véritable maladie de la table externe, mais il est démontré que les tables n'existent pas encore, comme l'a fait remarquer Nélaton.

Par ce que je viens de vous dire, vous comprenez que si, sur un crâne ainsi disposé, on admet un frottement violent qui déplace le cuir chevelu, il peut y avoir des éraflures non pas externes, mais, si je peux me servir de ce mot, des éraflures internes, et du sang s'écoule à ce niveau. C'est à cause de cela que Pinard admet que le céphalématome est plus fréquent chez les enfants qui naissent avec des longs cheveux ; cela est probable parce que logique. Cependant, dans les cas actuels, les enfants ont des cheveux de moyenne longueur, et nous avons dans le service des enfants nés avec des cheveux remarquablement longs et qui n'ont pas de céphalématome.

Vous devez comprendre maintenant pourquoi celui-ci siège

Queirel. — III   4

surtout sur le pariétal et le pariétal droit. C'est que les présentations les plus fréquentes sont celles du sommet en position gauche, et que dans ces positions, une fois que le pariétal postérieur,
c'est-à-dire le gauche, est venu se loger dans la concavité du sacrum, le pariétal droit bascule en frottant lentement derrière le
pubis. Cependant, dans le premier cas que nous vous avons présenté, la tumeur siège sur le pariétal gauche, bien que la position
ait été une gauche. Peut-être — cela est même probable — la tête
a-t-elle présenté l'inclinaison de Naegele, et le pariétal antérieur,
comme cela se produit quelquefois, est-il descendu le premier, le
pariétal gauche ayant alors passé à frottement devant l'angle
sacro-vertébral. Ce qui est plus difficile d'expliquer, c'est le siège
du céphalématome sur l'occiput, chez notre second petit malade.
Il y a là quelque chose d'anormal et nous ne pouvons que constater que tout, aussi, n'est pas normal du côté de la mère. Les
deux accouchements antérieurs ont nécessité l'emploi du forceps ;
en ce qui concerne l'accouchement actuel, on a noté que la tête
ne s'engageait pas ; on s'est même demandé s'il ne faudrait pas
pratiquer la symphyséotomie ; le sommet finit cependant par
s'engager, mais progressait si difficilement, l'enfant souffrait si
nettement qu'on allait appliquer le forceps, lorsque l'expulsion
se fit enfin spontanément, après que l'occiput eût séjourné assez
longtemps sous l'arcuatum. Si l'on avait dû avoir recours au forceps, on n'aurait pas manqué d'attribuer la tumeur à cette intervention ; et quand vous exercerez en clientèle, on ne manquera
pas d'attribuer votre céphalématome à votre négligence ou à votre
impéritie. Voilà donc l'histoire et les caractères du céphalématome. Il s'agit d'en discuter le diagnostic différentiel avec les
autres tumeurs du crâne.

   Les tumeurs que vous rencontrerez le plus souvent sont les
bosses séro-sanguines. Qu'est-ce qu'une bosse séro-sanguine ?
Alors que le céphalématome renferme du sang, la bosse séro-
sanguine, comme son nom l'indique, renferme de la sérosité sanguinolente : c'est un œdème, résultat de la compression, semblable à l'œdème qui se produit sur un membre à la suite de sa

ligature. Le céphalématome se produit dans les quelques jours qui suivent la naissance ; la bosse séro-sanguine précède la naissance ; elle siège anatomiquement non pas entre le périoste et l'os, mais dans le tissu cellulaire sous-cutané. Ce siège, cependant, bien qu'étant le plus fréquent, n'est pas le siège exclusif ; en effet, la bosse séro-sanguine n'est qu'une infiltration œdémateuse. Cette infiltration peut se produire dans tous les plans. On peut la voir sous l'aponévrose, sous le périoste et même sous l'os.

Varnier, contrairement à ce qu'enseignait Tarnier, a démontré qu'elle peut se faire dans les méninges, où elle peut se révéler cliniquement par des phénomènes de compression cérébrale. Ce qu'il y a aussi de particulier, outre le moment de l'apparition de cette tumeur, c'est que, si on la palpe, on la trouve non fluctuante, moins bien limitée, gardant l'empreinte du doigt, non limitée à la périphérie par ce bourrelet osseux décrit par Bouchacourt dans le céphalématome, et qu'enfin elle n'est pas limitée par les sutures.

Parmi les tumeurs externes du crâne que vous pourrez rencontrer, il faut citer le lipome ; mais c'est une affection bien rare, et, en tous cas, sa mobilité sur les plans profonds, son absence de fluctuation et de bourrelet osseux vous permettraient de ne pas la confondre avec le céphalématome.

L'encéphalocèle pourrait vous arrêtez plus longtemps. Mais elle présente un resserrement à sa base ; elle est quelquefois réductible, au moins d'une façon incomplète ; dans certains cas elle est translucide, elle pourra présenter une augmentation de tension sous l'influence d'un effort, d'une secousse de toux. Elle ne respecte pas les sutures, siège en général à leur niveau et ne présente pas le bourrelet périphérique du céphalématome. Ces différences sont surtout marquées pour la méningocèle, qui n'est qu'une variété anatomique de l'encéphalocèle.

Quel va être l'avenir de ce céphalématome, que nous savons maintenant reconnaître et distinguer ? Il peut grossir d'abord ! il faut le savoir : car les parents seront d'autant plus pressants relativement à l'intervention opératoire. Dans la tumeur, il va se passer des phénomènes intimes. Il semblera, en la touchant, que l'on écrase de la neige, puis qu'on touche une lame de fer blanc. Que se passe-t-il ? C'est le périoste qui, conforme à ce qu'a décrit Ollier, accomplit sa fonction, secrète du tissu osseux, d'abord, sous forme de fines lamelles, puis ces petites aiguilles deviennent grosses comme des lentilles, — et enfin se réunissent pour former une véritable lame. La crépitation neigeuse est due à l'écrasement de ces lamelles. Puis à ces phénomènes de production osseuse, succèdent des phénomènes de résorption. On a décrit une résorption brusque ; la tumeur, qui avait évolué pendant 6 à 8 mois sans grande modification, disparaît tout d'un coup dans l'espace d'une nuit ; généralement elle diminue peu à peu et disparaît insensiblement.

Comme traitement, vous n'en avez qu'un à employer, l'expectation ; vous ne devez en employer aucun autre. Anciennement, le céphalématome était un véritable point noir de la chirurgie ; on intervenait : il fallait d'abord craindre l'hémorragie. J'ai vu mourir un enfant dans ces conditions : j'avais refusé d'ouvrir la la tumeur ; un confrère fut appelé qui planta sa lancette dans le céphalématome, il se produisit aussitôt une forte hémorragie qui céda au tamponnement, pour reparaître dès que celui-ci fut supprimé ; enfin elle s'arrêta ; mais l'enfant extrêmement anémié mourut quelques jours après.

Comme l'antisepsie n'existait pas, on assistait souvent à des infections graves, à des érysipèles, des phlegmons, des abcès, surtout après les injections coagulantes qui étaient fréquemment employées. On faisait aussi des cautérisations profondes à l'aide de médicaments qui étaient en même temps coagulants, le chlorure de zinc, par exemple. Aujourd'hui, on ne fait plus rien et le céphalématome guérit et guérira tout seul.

DE L'HYDROCÉPHALIE DANS SES RAPPORTS AVEC L'OBSTÉTRIQUE

MESSIEURS,

Je vous ai dit, dans une leçon qui a été publiée et que vous avez eue entre les mains, que les exceptions à la loi de l'accommodation n'étaient qu'apparentes, à savoir qu'au lieu d'amoindrir l'importance de cette loi, elles ne faisaient que la confirmer, c'est-à-dire que la même cause qui donnait lieu à la présentation normale du sommet fléchi, pouvait produire une présentation anormale du siège par exemple, si les conditions de l'ovoïde fœtal étaient changées et si le pôle céphalique, normalement plus petit, devenait au contraire plus gros que le pôle podalique. Quelques-uns d'entre vous savent que j'ai fait mesurer, dans toutes les présentations du siège, la circonférence de ce siège complet pour la comparer à la circonférence occipito-frontale qui était alors généralement plus grande. La différence était encore plus sensible quand il s'agissait de cette présentation du siège, mode des fesses.

Dans les problèmes d'obstétrique, il faut toujours tenir compte des éléments multiples qui entrent dans leur solution ; mais, en réduisant la question à la comparaison du volume du siège et de celui du sommet, les choses se passent ainsi que je viens de vous le dire et ainsi que vous l'avez vu avant-hier dans cet accouchement par le siège où nous avons dû intervenir.

Que s'est-il passé en effet ?

Une femme secondipare arrive à la Maternité, le 24 novembre 1905, avec une présentation du siège à la fin du 8ᵉ mois. Mlle Mouren, notre maîtresse sage-femme, pratique, avec quelques difficultés, la version par manœuvres externes et réussit à amener la tête au niveau du détroit supérieur.

Je vous ai souvent dit pourquoi nous mettions en œuvre cette pratique d'une façon constante dans notre service, et je n'ai pas besoin de vous rappeler que tout dernièrement, chez cette négresse qui accoucha d'un fœtus se présentant par le siège, si on l'avait suivie, l'enfant n'aurait pas succombé peu après d'une fracture de la région cervicale de la colonne vertébrale, certainement produite au moment du dégagement de la tête.

Pour en revenir à notre secondipare, chez qui la version externe avait réussi, le malheur voulut qu'elle ne consentît pas à rester dans le service jusqu'à son accouchement, époque à laquelle nous devions la revoir dans les circonstances présentes.

Elle revient, en effet, le 21 décembre 1905, avec des parois utérines rigides et avec sa présentation de ce même siège qui s'était reproduite. Mlle Mouren se mit en devoir de refaire la même manœuvre pour ramener le sommet en bas. A son grand étonnement — et c'est peut-être la première fois que cela lui est arrivé — elle ne put parvenir à mobiliser ce siège et par conséquent à transformer la présentation. J'ai dit mobiliser le siège, car on ne réussit pas toujours à faire cette version au premier essai ; soit que le siège soit enclavé, soit que la tête, cachée derrière les dernières fausses côtes droites, demeure fixée. Le premier temps de cette manœuvre doit se borner à rendre mobile le fœtus et, quand le siège peut être déplacé, la version s'exécutera toujours soit la première ou à défaut la seconde fois qu'on la tentera. Ici, ce premier temps, qui est d'un bon pronostic quand il a lieu, ne put être obtenu ; la suite des événements nous a expliqué pourquoi. La version fut encore essayée le 10 janvier 1906, au début des douleurs et dans leur intervalle, sans succès.

Quand le travail s'est déclaré, franchement, le siège, mode des
fesses, s'est engagé. A dilatation complète, on a percé la poche
des eaux et il s'est écoulé une quantité normale de liquide amniotique teinté de vert. Lorsque la hanche gauche fut sous le
pubis (c'était une S. I. G. A.), Mlle Mouren dégagea les membres inférieurs sans difficulté. Elle ne tarda pas à voir que le
fœtus avait deux pieds-bots varus et une spina-bifida sacro-lom-
baire. Il est assez fréquent de trouver chez le fœtus mal confor-
mé plusieurs vices de conformation, et ce cas nous en réservait
un troisième plus important. Les bras restaient étendus, il fallut
les dégager ; l'un d'eux, qui était croisé derrière la tête, donna
beaucoup de peine, mais, cela fait, la tête ne descendait pas. En
vain la flexion fut tentée par la sage-femme et par moi, le sommet restait fixé au détroit supérieur, la face engagée et tournée
vers la symphyse sacro-iliaque gauche. On avait beau chercher à
abaisser le menton, en mettant deux doigts dans la bouche du
fœtus, la flexion ne se produisait pas. D'autre part, on sentait, au
niveau de l'hypogastre, la tête qui formait une grosse tumeur un
peu mollasse. Dès lors le diagnostic n'était plus douteux, et nous
pouvions affirmer que nous nous trouvions en présence d'un fœtus hydrocéphale, seule cause qui pût retenir l'extrémité céphalique au détroit supérieur.

Que fallait-il faire ? Il n'y avait qu'une indication : évacuer le
liquide qui augmentait le volume du crâne et l'empêchait de
descendre.

Vous avez tous vus, dans les ouvrages classiques, cette figure
qui montre l'enfant sorti jusqu'au cou des organes maternels,
ayant une canule dans le canal rachidien, ouvert dans la région
dorsale, et le liquide qui s'écoule au dehors par un jet continu.
C'est un mode d'évacuation très élégant, proposé par Van Huevel
et mis en pratique pour la première fois par Tarnier, puis par
Pinard, et par bien d'autres. Nous avions pensé à employer ce
procédé et même de profiter de la solution de continuité du canal
rachidien, au niveau du spina-bifida. J'aurais même désiré le
faire comme démonstration de la communication de la cavité en-

céphalique et du conduit vertébral ; mais cette méthode ne réussit pas toujours du premier coup et puis l'écoulement est assez lent et la tête ne se réduit pas toujours assez pour que cela vous dispense d'employer le basiotribe. Nous étions pressés de soulager cette femme dont les contractions énergiques menaçaient de faire éclater le segment inférieur de l'utérus et qui était épuisée. Bref, pour tous ces motifs, nous résolûmes d'appliquer le basiotribe Tarnier, qui était du reste tout préparé, en nous contentant d'utiliser le perforateur si l'évacuation pouvait se faire facilement et permettre à la tête diminuée de volume de sortir toute seule, en se moulant sur les parties maternelles. C'est ce qui est arrivé comme vous avez pu le voir ! S'il n'en eût pas été ainsi, nous aurions joint au perforateur déjà introduit la petite branche et au besoin la troisième du basiotribe.

Vous avez vu comment nous avons procédé à cette intervention ? J'ai introduit la main gauche pour préciser et limiter l'endroit où je devais porter la pointe de l'instrument et j'annonçais que ce serait sous le menton à la région sus-hyoïdienne, en traversant le plancher de la bouche et la voûte palatine. La tête fortement fixée par M. Vallette, interne du service, je fis pénétrer d'un seul coup franc et brusque le perforateur et aussitôt un flot de liquide s'écoula, d'abord teinté de sang, puis clair, comme de la sérosité. Nous en recueillons 2 litres environ ; après quoi, la tête se dégagea pour ainsi dire toute seule, sous l'effort des contractions utérines. Messieurs, je n'insisterai pas sur le reste de l'observation. Le poids du fœtus était de 3 kil. 200, cavité encéphalique à peu près vide, le placenta pesait 670 grammes. En injectant une certaine quantité d'eau pour restituer à ce petit cadavre la forme qu'il avait dans le sein maternel, 2 litres environ, nous obtînmes le poids de 5 kil. 200.

Vous avez vu ce fœtus hydrocéphale ! tous se ressemblent et ont la même physionomie : front bombé, très proéminent ; crâne démesurément grand, 54 centimètres de circonférence ; paraissant d'autant plus grand par le contraste avec la face qui paraît au contraire très petite ; fontanelles et sutures extraordinairement

grandes et larges ; voûte du crâne élargie, peu convexe, fluctuante ;
os dépressibles et amincis, on dirait des coquilles de pèlerin, collées
sur une vessie pleine d'eau. Ils ont la consistance du papier-car-
ton et se laissent cabosser ; une seule fois, dans les nombreuses observations que j'ai compulsées, j'ai noté qu'ils pouvaient être
épaissis et augmentés de largeur. C'est là évidemment une exception qui doit cacher un processus morbide autre que celui qui
produit l'épanchement du liquide exagéré lequel les écarte en dis-
tendant les sutures.

Quant à l'anatomie pathologique de l'hydrocéphalie, je prierai
mon excellent collègue et ami le professeur Alezais, à qui j'ai
confié l'autopsie de ce petit cadavre, de nous faire une leçon sur
les lésions qu'il aura trouvées, leçon qui ne manquera pas d'être
intéressante, car vous connaissez tous, et sa capacité. et la conscience qu'il apporte dans tous ses travaux.

Messieurs, il est plusieurs points sur lesquels, à propos de
cette observation si intéressante, je veux attirer votre attention.

D'abord le diagnostic de l'hydrocéphalie (j'en parle comme
accoucheur) est-il possible ? est il important ?

Il n'est pas question du diagnostic qui s'est imposé de lui-
même, quand nous eûmes dégagé les épaules du fœtus. Les deux
malformations étaient une forte présomption, mais le crâne fixé
par sa base et enfin le volume de la tête, apprécié par le palper,
étaient des éléments importants et des raisons péremptoires !
N'oubliez pas que cette femme était secondipare et que son bassin était normal. Seulement il faut nous demander si l'on peut
faire ce diagnostic pendant la grossesse ?

Comme presque toutes les questions d'obstétrique, celle-ci a
fait un grand pas depuis qu'on a substitué l'observation clinique
à la spéculation, depuis que les accoucheurs, pas tous malheureusement, tiennent compte des faits rapportés par leurs devanciers
et non de leurs théories, depuis enfin qu'on a établi l'étude des
accouchemennts, non sur des raisonnements, mais sur la base
autrement solide des faits bien observés. Les explications plus

ou moins spécieuses passent et les faits acquis demeurent ; comme les chiffres, ils parlent d'eux-mêmes.

Aussi le diagnostic des cas rares demande-t-il plus de temps à se perfectionner et c'est ce qui est arrivé pour l'hydrocéphalie intra-utérine. La fréquence de ces cas malheureux serait de 1 sur 3.000 accouchements, d'après M. Lachapelle, dont la statistique porte sur 43.553 accouchements. Macdonal et Rumsboothain arrivent au même résultat, tandis que Kucher et Lever estiment cette fréquence seulement à 1 sur 4 000, ou 4 500. Merrimann, au contraire, trouve ces cas plus fréquents, 1 p. 900 et Charpentier 1 p. 650 environ. Évidemment ces dernières appréciations sont trop généreuses, et l'on ne peut les expliquer qu'en se rappelant que les accouchements dystociques sont toujours plus nombreux dans les services hospitaliers et n'expriment pas la proportion réelle des cas exceptionnels.

Quoi qu'il en soit, jusqu'à ce que le palper, perfectionné lui aussi, fût devenu une méthode courante d'exploration obstétricale, ce diagnostic était presque impossible, et dans toutes les observations qui ont été publiées, il surprend en quelque sorte l'accoucheur, qui ne pouvait se prononcer qu'en face des difficultés de la sortie de la tête chez des femmes bien conformées.

Au reste, les auteurs restent muets sur cette cause de dystocie, même ceux du dix-septième siècle, à part Peu qui en relate une observation en 1671, encore est-elle peu précise. Au dire d'Alph. Herrgott, auquel nous devons une thèse d'agrégation, bien souvent citée, datant déjà de 1878, c'est Smellie qui publia la première observation complète d'hydrocéphalie intra-utérine, dans laquelle il fut obligé de perforer les téguments, et il raconte qu'alors il put extraire la tête, après qu'une grande quantité du liquide se fut écoulée par l'ouverture qu'il venait de pratiquer. Puis De la Motte, en 1769, publia cette observation, sur laquelle nous reviendrons.

Au siècle passé, Dugès, en 1827, lut à l'Académie de médecine un mémoire où il exposa l'état de la science sur cette question. Enfin en 1846, Verdu ; en 1853, Blot ; en 1860, Tarnier ; en 1863,

Joulin, traitèrent ce sujet, englobé dans l'ensemble des causes qui mettent obstacle à l'accouchement naturel.

Chassinat d'Hyères, en 1864, et Ouvrier en 1869, dans des travaux remarquables, limitèrent la question à l'hydrocéphalie comme cause de dystocie. La thèse d'Herrgott, si remarquable d'ailleurs, a pour titre : *Des maladies fœtales qui peuvent mettre obstacle à l'accouchement.* L'auteur traite d'abord des maladies fœtales qui mettent obstacle à l'expulsion de la tête ; car l'auteur rappelle avec raison que, quand la tête passe, tout passe généralement. Depuis cette publication, de nombreuses observations ont été publiées dans des thèses inaugurales ou dans des notes présentées à diverses sociétés savantes. Nous citerons, à l'étranger, les mémoires de Simpson, de Keith et de Macdonald en Grande-Bretagne, ceux de Fritsch, de Klebe en Allemagne, et en France les travaux de Poullet, 1880, de Rivet, Fauvel, Sergent, plus récemment ceux de Bossé, 1903, de Flamand, 1904, une observation de Plauchu, octobre 1905, qui a donné lieu de sa part à un petit article, très pratique. Nous aurons encore l'occasion de citer quelques travaux d'auteurs dont nous parlerons dans cette leçon à propos du traitement ; mais avec la permission de notre excellent collègue et ami Alph. Herrgott, nous nous permettrons de faire notre profit des observations si intéressantes qu'il a collationnées.

Quels sont donc les signes sur lesquels nous pourrons nous appuyer pour arriver au diagnostic de l'hydrocéphalie du fœtus pendant la grossesse ? Nous n'insisterons pas sur les troubles fonctionnels, peu nets et peu précis chez la femme pendant la gestation, lesquels ont été interprétés après coup en faveur de cette affection ; ni aux phénomènes de compression et d'œdème des membres inférieurs. Nous n'accorderons pas non plus une grande valeur, à ce point de vue, à l'auscultation, malgré les prétentions de Blot qui, en 1850, écrivait : « Quand chez une femme à bassin normal le foyer d'auscultation dans la présentation du sommet est reporté au niveau ou au dessus de l'ombilic, il faut penser à l'hydrocéphalie. » D'autres causes, il nous semble, peuvent donner lieu à ce phénomène, le placenta par exemple inséré sur le segment inférieur, pour n'en citer qu'une. D'ailleurs il peut y avoir erreur sur la présentation et quand le fœtus se présente par le siège, qu'il soit ou non hydrocéphale, le foyer d'auscultation est reporté à ce niveau.

Le toucher, si précieux quand la présentation est engagée, ne donnera que des résultats négatifs pendant la grossesse. M. Lachapelle y insiste ; le doigt constatera que l'excavation est vide et c'est à peine s'il effleurera la partie non engagée, pas assez en tout cas pour faire un diagnostic positif.

Le palper, au contraire, vous donnera des signes plus importants. Ce sera d'abord une distension exagérée des parois utérines, au niveau du segment inférieur, si la tête est en bas. Herrgott accorde une certaine importance à l'œdème sus-pubien, semblable à celui qu'a décrit Depaul dans les grossesses gémellaires et dans l'hydramnios. Mais surtout ce sera la perception d'une tumeur volumineuse, bien nette, à l'hypogastre, quand la tête sera au détroit supérieur ou quand on l'y aura ramenée dans les présentations du siège Ce sera encore dans ce dernier cas la difficulté ou l'impossibilité de réussir la manœuvre de la version externe et, quand on trouvera la tête au fond de l'utérus, elle donnera, comme l'a indiqué Pinard, la sensation d'un volume exagéré et sera quelquefois fluctuante. Ce signe peut se percevoir assez nettement quand les parois sont souples et surtout quand il n'y a pas d'hydramnios. Malheureusement la tension des parois utérines, qui accompagne cette dernière complication, masque la sensation et rend même quelquefois le palper impossible ou du moins réduit à néant les résultats qu'il doit vous donner. L'œdème qui s'ajoutera à toutes ces mauvaises conditions augmentera encore la difficulté ; alors le diagnostic ne pourra se faire qu'au moment du travail, quand les eaux se seront écoulées et dans l'intervalle des contractions. Mais il sera encore temps et il sera utile de faire ce diagnostic pour parer aux difficultés et au danger d'un travail dont on n'aurait pas prévu l'issue.

Simpson accordait une grande valeur aux antécédents obstétricaux, chez les multipares par exemple qui avaient eu déjà un enfant hydrocéphale. Et dans ces cas-là, il provoquait l'accouchement prématurément, comme traitement prophylactique.

Il l'a fait du moins une fois et le fœtus est né bien portant.

Bien que Franck ait publié une observation, vraiment curieuse, d'une femme qui accoucha 7 fois de suite de fœtus hydrocéphales, la reproduction de cette affection, l'hydrocéphalie, n'est pas la règle, et même les exceptions ne sont pas fréquentes et pour ce qui regarde le cas de Simpson rien ne prouve que l'enfant fût né hydrocéphale s'il était né à terme ; car il est probable que l'apparition de la maladie congénitale remonte à une époque plus rapprochée du début de la grossesse que celle où l'enfant peut naître viable.

En fait de traitement prophylactique de l'hydrocéphalie, je n'en connais qu'un, c'est le traitement antisyphilitique, en vue des grossesses futures. Car de toutes les causes. presque toutes obscures, une seule n'est pas contestable, c'est la syphilis. On dit qu'elle n'est point constante, parce qu'on ne connaît peut-être pas toujours les antécédents paternels. Il y a là une équation à trois inconnues.

L'important, en présence de ces difficultés, quand on peut prévoir cette complication avant le travail, est de ne pas s'entêter à tirer sur le fœtus quand le siège est dégagé ou à appliquer le forceps quand la tête se présente ; l'important est de ne pas laisser la patiente se consumer en efforts impuissants, par crainte d'une rupture utérine, et l'on aura d'autant plus de chances de sauver la vie de la mère. qu'on aura diagnostiqué plus tôt, dans cette période de travail, la nature de l'obstacle qui s'oppose à la sortie de la tête. Mais que de surprises dans cette conjoncture !

Voyons les observations qui figurent dans la thèse d'Herrgott, nous en tirerons quelque profit.

Elles sont au nombre de 38, dont 23 présentations du sommet. 12 du pelvis et 3 transversales.

Voyez déjà la fréquence des présentations autres que celles du vertex. On admet dans la pratique courante que le siège se présente 1 fois sur 70 accouchements ; dans les cas d'hydrocéphalie, les auteurs portent ce chiffre à 1 sur 5 ; ici il est de 1 sur 3.

Et si l'on ajoute tous les cas où l'on fait la version avant de savoir que le fœtus est hydrocéphale, c'est presque toujours qu'on fait le diagnostic au moment du dégagement de la tête dernière.

Sur les 23 sommets, 5 se dégagent spontanément. Mais dans l'observation III, due à Depaul, le fœtus avait le crâne peu développé et le liquide n'augmenta qu'après la naissance ; il vécut 2 mois. Dans l'observation VII, due à Budin, il n'y avait que 950 grammes de liquide ; dans les 3 autres, la tête ne sortit point intacte. Dans l'observation VIII de Guéniot, le fœtus mort était déjà macéré ; dans celle de Stolz (obs. X), la pression des violentes contractions fit éclater et fissurer le crâne qui se vida préalablement ; enfin dans la dernière, l'observation de Colombo (obs. XVII), la femme resta 5 jours en travail, il y eut mort du fœtus et fistule vésico-vaginale chez la mère.

Dans les 6 autres cas, on pratiqua la version, par manœuvre interne, avant d'avoir fait le diagnostic et, seul, celui relaté par de la Motte (obs. II, où la tête se moula par les tractions exercées sur le tronc et s'allongea, permit le dégagement sans le secours d'instruments.

Dans un de ces cas (Galay, obs. IV), on n'eut pas besoin d'employer non plus d'instruments, parce que, sous l'influence des tractions, l'orbite se fendit et il y eut écoulement de liquide qui diminua la capacité céphalique et facilita la sortie ; enfin dans un autre, celui relaté par Ouvrier (obs. XXII), il y eut rupture utérine sans que la femme eut accouché.

Les 3 autres versions furent suivies de perforations du crâne.

Perforation aussi du crâne dans les 12 cas où l'on n'eut pas recours à la version, après avoir constaté l'inanité des efforts de la femme pour engager le sommet et s'être convaincu que l'obstacle était dû à l'hydrocéphalie.

Dans les 12 cas de présentation du siège, Depaul réussit une seule fois la manœuvre de Mauriceau, et 4 fois la traction pour dégager la tête amena des fractures, dont 3 se manifestèrent par un épanchement sous-cutané qui diminua d'autant le volume de la tête.

Les autres ont nécessité des manœuvres multiples : applications de forceps plus ou moins réussies, de céphalotribe, de crochets aigus ou de ciseaux de Smellie pour perforer le crâne.

Toujours est-il que, quel que soit le moyen, l'expédient, pourrions-nous dire, auquel on a eu recours, la tête, excepté dans deux cas où elle est sortie intacte, n'a été expulsée qu'après avoir été réduite par l'évacuation du liquide.

Les présentations transversales sont rares avec l'hydrocéphalie ; nous en trouvons 3 cas dans la thèse d'Herrgott, dont 2 où la complication d'hydrocéphalie a été méconnue. Dans le troisième, comme dans un autre cas de présentation du pelvis, Tarnier évacua le liquide par le canal rachidien incisé.

Si je vous ai rapporté et analysé ces observations de différents auteurs et accoucheurs, ce n'est point pour faire montre d'une érudition qui est à la portée de tout le monde, mais c'est parce qu'elles sont instructives et démontrent que presque toujours l'hydrocéphalie a été méconnue jusqu'au dernier moment et même jusqu'à la sortie du fœtus, excepté dans deux cas où le palper permit à Tarnier de faire ce diagnostic et d'en tirer l'indication précieuse de l'évacuation précoce du liquide céphalo-rachidien.

Dans les présentations du sommet, le diagnostic, quoique tardif, a pu cependant être fait assez tôt pour prévenir le plus grave des accidents : la rupture utérine.

Une observation de Rudaux, 1902 (*Société d'obstétrique, de gynécologie et de pædiatrie de Paris*) va nous montrer à la fois et les dangers de la méconnaissance de l'hydrocéphalie et la gravité de cette rupture utérine.

On apporte à Beaujon, dans le service de Ribemont-Dessaignes, une femme soi-disant en travail, où plutôt qui ne l'était plus, dans un état des plus graves. Au toucher, on peut constater une grande brèche dans l'utérus, le fœtus était passé par elle dans la cavité péritonéale. Ribemont pratique immédiatement la laparotomie et extrait un fœtus hydrocéphale.

La femme, épuisée par le travail et l'hémorragie, ne tarda pas à succomber. On put se rendre compte alors de la cause de son état et de la marche et de la terminaison du travail. On ne s'était pas douté de ce qui avait fait obstacle à l'expulsion du fœtus.

Vous voyez donc qu'il est important de porter toute votre attention aux femmes qui s'épuisent en vaines contractions, surtout quand celles-ci portent bien, qu'elles vont toujours *crescendo*, et que l'engagement ne se fait pas chez une parturiente qui a un bassin normal et un col largement dilaté. Si le palper ne vous a pas déjà averti de la cause de l'obstacle, pratiquez le toucher manuel, dans l'intervalle des contractions, et alors vous trouverez la tête, telle que nous l'avons décrite chez l'hydrocéphale et ce sera le signe que j'appellerai de saint Thomas et vous ne douterez plus.

C'est en voulant pratiquer la version ou une application de forceps que la nature de la dystocie a été le plus souvent reconnue. Mais c'est avant cela, *et vous le pouvez par le palper*, qu'il serait heureux de l'avoir fait, et cela serait peut-être encore plus opportun de poser ce diagnostic dans la présentation du siège, ce qui permettrait de prendre de suite un parti contre la tête résistant aux premières manœuvres de douceur. Vous éviteriez ainsi sûrement, non seulement les ruptures utérines, mais encore les lésions des parties maternelles vulvo-vaginales.

Dans l'admirable *Traité*, si pratique, *du palper abdominal* de Pinard, nous trouvons une observation où le diagnostic de présentation du sommet hydrocéphalique put être fait par cette méthode tout à fait au début du travail. On ne s'attarda pas à attendre l'engagement et l'on perfora le crâne, qui sortit peu après spontanément. De même, dans un autre cas, où le fœtus se présentait par le siège, où l'on pratiqua l'ouverture du rachis pour évacuer par là le liquide. 1.500 grammes, ce qui permit de dégager la tête aussitôt. Depuis cette époque nombre de faits semblables ont été publiés par Pinard. Vous les trouverez dans les thèses de ses élèves, Sergent, Flamand (1).

---

(1) Voir page 91, une observation toute récente où le diagnostic fut fait par la sage-femme de garde.

Quand on compare ces observations, ainsi que celles de Tarnier, on comprend le pas que nous avons franchi et l'on ne peut s'empêcher de rapprocher cette maîtrise, cette sûreté de diagnostic, avec les hésitations et la méconnaissance d'antan.

En 1891, Oui, de Lille, en présence d'un cas d'hydrocéphalie semblable au nôtre, essaya à deux reprises le passage de la sonde dans le canal rachidien sans succès ; il s'adressa, comme nous, au perforateur du basiotribe et comme nous il attaqua la tête par le sous-menton. Le résultat fut le même. Je vous cite ce cas, car c'est peut-être aussi le souvenir de cette observation qui me fit hésiter à employer la méthode rachidienne, si bien enseignée par Tarnier et Pinard.

Messieurs, si vous consultez les statistiques, vous vous convaincrez que dans les trois quarts des cas l'accouchement ne peut se terminer spontanément. Il est donc important de s'assurer de cette cause de dystocie, quand la tête première ou dernière ne s'engagera ni ne se dégagera, puisque vous avez alors à prendre un parti et à tenir une conduite quelquefois bien simple, sans avoir le scrupule de sacrifier l'enfant.

Pour ce dernier, il a souvent succombé ou succombe pendant les manœuvres. De ceux qui naissent vivants, peu survivent, 2 sur 94 d'après Budin, et vous avez donc à reporter toute votre sollicitude sur la mère qui peut, elle, succomber si vous méconnaissez la dystocie fœtale qui menace sa vie.

Demandez-vous donc de bonne heure si la tête est retenue au détroit supérieur ou par un rétrécissement du bassin, ou par un jumeau, ou par la rétraction du col utérin, ce qui est rare. Dans le cas de tête dernière, dégagez les bras d'abord, je suppose la vessie vidée, vous trouverez à l'hypogastre une grosse tumeur qui ne peut être que la tête d'un hydrocéphale.

Et alors votre conviction faite, allez de l'avant ; nous vous avons dit ce qui fallait faire, car toutes les hydrocéphalies sont incurables et désespérées, comme le disait Dionis en 1777.

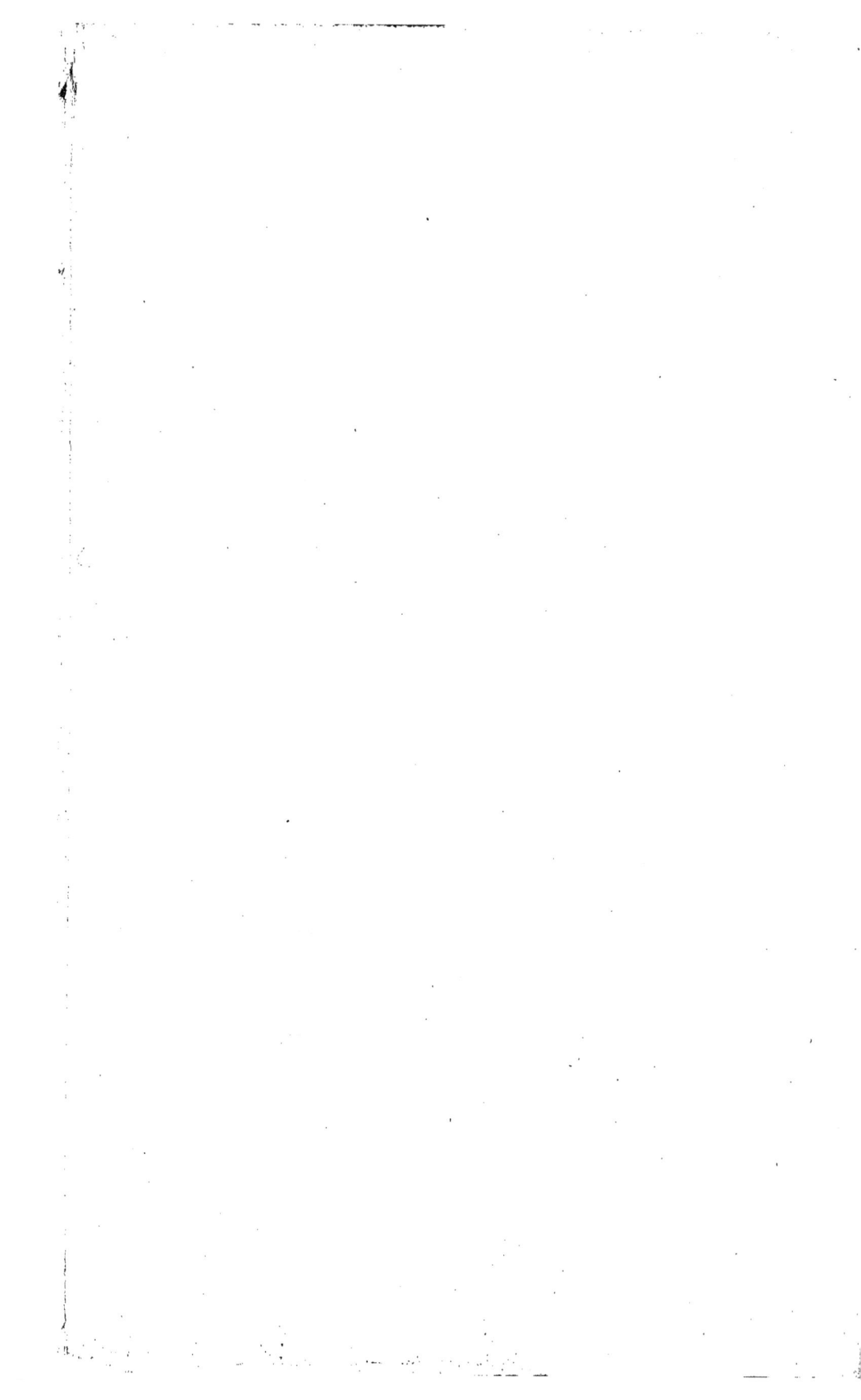

ACCOUCHEMENT SPONTANÉ CHEZ UNE PRIMIPARE RÉTRÉCIE

MESSIEURS,

Vous savez quel partisan je suis de la symphyséotomie, mais l'observation que je vais vous lire vient à point pour vous montrer que je ne suis pas un symphysien intransigeant.

Sous le nom de symphysiens on désignait, au temps de Sigaud, par opposition à césariens, ceux qui préféraient la section pubienne à l'hystérotomie.

Absent de Marseille le 24 février 1905, je trouvais en rentrant chez moi une lettre de mon interne M. Condo, m'annonçant qu'il était entré, depuis la veille, une jeune fille, je devrais dire une jeune femme de 16 ans, en travail. La dilatation était peu avancée, mais, disait la lettre, la tête était mobile au-dessus du pubis, le bassin était rétréci et je devais me tenir prêt à une intervention que, sans doute, par déférence, mon interne laissait à mon choix.

Comme cet avertissement était chez moi depuis 11 heures du matin et que je n'étais rentré qu'à 7 heures du soir, je pensais bien que, s'il y avait eu quelque chose de pressant, j'aurais été de nouveau averti, ou que, dans une grande urgence, mon chef de clinique et mon interne auraient fait ce qu'il y avait à faire.

Je ne me trompais pas et vous vous rappelez que le 25, au matin, nous avons examiné ensemble cette parturiente, et qu'après avoir constaté le bien fondé du diagnostic de M Condo, je concluais cependant à l'expectative.

Eh bien, Messieurs, c'est l'explication de notre conduite que je veux vous expliquer un peu plus en détail aujourd'hui. Aussi bien il y a, dans cette observation que je vais vous lire, quelques points intéressants et du domaine pratique qu'il ne me déplaît pas de mettre en lumière.

La nommée F. R..., entre dans le service au neuvième mois de sa grossesse. C'est une primipare. A l'interrogatoire, elle nous dit avoir marché à 9 mois, mais après une frayeur, elle est restée un an sans marcher ; elle a été réglée régulièrement à 12 ans. Elle a eu une bronchite dans l'enfance et, en 1904, une fièvre typhoïde. Ses dernières règles datent du 27 mai au 2 juin. Au moment de l'accouchement les urines ne contiennent pas d'albumine.

Le squelette paraît normal, les fémurs seuls sont incurvés en avant. Les diamètres du bassin sont les suivants :

	Pr. sous-pubien	= 10
	Baudelocque	= 18 5
Diamètres	bis-iliaques	= 24 5
	bi-trochantériens	= 29 5

Cette femme entre à la salle de travail le 23 février à 4 heures du matin. Le ventre est peu développé ; l'utérus, légèrement dévié à droite, mesure 35 centimètres de hauteur, les parois sont très tendues, ce qui rend le palper très difficile et pénible à la parturiente. La tête est retenue au détroit supérieur, le maximum d'auscultation est à droite sous l'ombilic. Au toucher on sent le col effacé avec une dilatation de 2 francs, les contractions sont assez suivies ; la poche des eaux est tendue, on ne peut sentir le sommet à travers le segment inférieur. Le promontoire est accessible, on mesure 10 centimètres de promonto-sous-pubien.

Malgré des douleurs et des contractions assez persistantes, le travail ne fait aucun progrès pendant vingt-quatre heures. Le 24 février, dans l'après-midi, on constate une dilatation de 5 francs seulement, le fœtus ne souffre pas.

Le 25, au matin, la dilatation est un peu supérieure au diamètre de 5 francs ; les contractions diminuent, la parturiente fatiguée prend un peu de repos et s'endort.

A 6 heures du soir, la dilatation est égale à un fond de verre à bordeaux. Jusqu'à 9 heures du soir, la parturiente repose.

Le 25, à 9 heures du soir, les douleurs reparaissent avec force, et la poche des eaux se rompt avant la dilatation d'un fond de verre.

La tête s'engage immédiatement ; elle est en O. I. D. P. elle descend rapidement et s'arrête au périnée. L'orifice vulvaire est très petit, la tête va et vient ; nous dilatons manuellement l'orifice et nous aidons le dégagement des bosses pariétales. Le sommet se dégage en O. P. ; à 10 h. 1/2, l'expulsion du fœtus se fait sans déchirure, un circulaire autour du cou, un nœud au cordon, le fœtus naît étonné ; on le ranime rapidement au moyen de bains chauds et froids. Il pèse 3.000 grammes.

La délivrance se produit spontanément cinq minutes après l'expulsion, il s'écoule ensuite une certaine quantité de sang.

L'examen du col fait constater une déchirure de la commissure gauche due au passage trop brusque de la tête, au moment de la rupture de la poche des eaux et de l'engagement.

Nous mettons trois points de suture au catgut et faisons une injection intra-utérine prolongée.

L'hémorragie s'arrête.

L'enfant présente une rougeur diffuse et violacée sur le pariétal droit, en arrière.

Donc voilà une femme rétrécie qui était justiciable de la symphyséotomie et qui a accouché spontanément. Ce sont des faits semblables que je rapportais quand j'ai écrit un chapitre intitulé : « Les symphyséotomies qu'on ne fait pas. » Et c'est là l'excellence de la méthode ; c'est de pouvoir attendre jusqu'au dernier moment sans rien compromettre et en donnant ainsi aux enfants le maximum de chances de vie. Car, sachez-le bien, si en son temps l'accouchement provoqué prématurément était un grand progrès, en ce sens qu'il préservait la femme de l'opération césarienne, alors presque toujours mortelle, il n'en donnait pas moins le jour à des enfants dont la vie et le développement étaient très problématiques.

Il est de règle, je vous l'ai dit bien souvent, que l'engagement de la tête se fasse beaucoup plus tôt chez les primipares, et M. Condo avait raison d'avoir des craintes sur l'issue du travail en constatant qu'avec une dilatation déjà de 5 francs le sommet était encore mobile au-dessus du détroit supérieur où il se présentait en droite transversale. Cependant, en appréciant le volume de la tête et le degré possible d'engagement, j'ai pu la faire descendre en partie dans l'excavation. Il m'a suffi, pour cela, d'appuyer sur elle, dans l'intervalle des contractions, d'avant en arrière et de haut en bas. Vous avez pu voir rétrospectivement que le pariétal droit, c'est-à-dire le postérieur, avait frotté contre la partie saillante de l'angle sacro-vertébral, car il présentait à la naissance une rougeur diffuse et violacée due à cette compression.

Le bassin a probablement 9 centimètres de sacro-pubien utilisable et si le bi-pariétal avait aussi 9, trop grand pour s'engager, l'inclinaison qui est la règle, ainsi que nous l'avons déjà appris. a pu faire descendre la bosse pariétale postérieure par l'asynclitisme qui a diminué le diamètre transverse de la tête.

Après la rupture spontanée et précoce de la poche des eaux, elle s'est engagée immédiatement et se plaçant en oblique droite postérieure, elle a descendu rapidement, tourné et s'est dégagée en O. P. Ce résultat heureux ne nous a surpris qu'à moitié, car nous avions cru, le matin, l'engagement possible.

Pourquoi maintenant la dilatation a-t-elle duré si longtemps et pourquoi à la sortie de l'utérus le sommet a-t-il produit une déchirure du col ?

C'est qu'il y avait rigidité du col et c'est parce que le sommet n'appuyait pas sur le col que s'est produite cette rigidité. Il en est presque toujours ainsi ; je veux dire lorsque la rigidité n'est pas pathologique, n'est pas due à du tissu cicatriciel ou sclérosé ou le siège d'un néoplasme. Elle tient alors à un défaut d'accommodation, à un manque d'adaptation du segment inférieur sur le sommet ; de même quand on a une présentation transversale où cette adaptation ne peut pas se produire jusqu'à ce qu'on ait corrigé la présentation par la version externe. Et vous en aurez la preuve en voyant, par cette manœuvre, un travail, même soutenu, qui n'avait marché que lentement, prendre une autre allure, la dilatation se compléter, et le col s'ouvrir assez rapidement.

Mais, ce n'est pas contre la rigidité qu'il faut faire la symphyséotomie, nous ne l'admettons qu'à dilatation complète Je sais bien qu'on l'a conseillée aussi dans ces cas-là, parce que, a-t-on dit, si la tête est retenue au détroit supérieur, par l'agrandissement du bassin elle descendra et pourra, appuyant sur le col, aider à la dilatation et l'activer.

Messieurs, je ne voudrais pas avoir recours à la symphyséotomie en ayant l'arrière-pensée que le sommet pourrait être arrêté par les parties molles, et l'opération serait alors trop aléatoire pour ne pas lui préférer la césarienne. J'estime, d'ailleurs, que celle-ci est indiquée dans les rigidités du col, invincibles ou qui prolongent indéfiniment le travail en provoquant quelquefois des ruptures utérines.

C'est à cause de la rigidité que le col s'est déchiré, mais cette déchirure vaut peut-être mieux que les incisions de Durssen et c'est une des terminaisons pas toujours malheureuse de cet accident dystocique. Mon ami Wallich, professeur agrégé de Paris, en a cité un cas devenu classique, où une rondelle de tissu utérin a été détachée, comme à l'emporte-pièce, et que vous trouverez figurée dans Ribemont et Lepage.

La délivrance a suivi de près l'expulsion du fœtus, c'est qu'il devait y avoir un décollement précoce du placenta. Vous remarquerez, en effet, que l'enfant est né étonné, malgré une expulsion rapide ; mais vous remarquerez aussi qu'à un moment donné, on avait constaté de la tension des parois utérines. Sous l'influence de contractions énergiques le cordon, quoique long, a dû tirailler le placenta, car ce cordon de 68 centimètres était raccourci par un circulaire autour du cou de l'enfant, ce qui n'a rien que de très ordinaire et d'un nœud double ce qui est un peu plus rare. Ces nœuds ont ceci de particulier qu'ils ne diminuent pas la perméabilité du conduit funiculaire; ils n'interrompent pas la circulation, ce dont on peut s'assurer, après les preuves cliniques, par l'injection d'eau dans la veine ombilicale ; reçue d'un côté, l'eau injectée sort par l'autre bout.

Cependant, quelquefois, et nous en avons vu deux exemples à la Maternité, il n'y a pas bien longtemps, la circulation est interrompue, mais c'est plutôt dans les grossesses gémellaires univitellines qu'on a signalé, après Depaul, la possibilité de cette éventualité mortelle pour les fœtus.

En résumé, Messieurs, à l'encontre de ce que vous observez journellement, le travail de cette femme a duré soixante-six heures, et si nous avons eu la patience d'attendre sans rien faire, ce qui est encore assez difficile, surtout en ville, nous n'avons qu'à nous féliciter de notre abstention ; puisqu'aucun accident, aucun danger pour la mère, ni pour l'enfant ne nous obligeait d'intervenir.

La femme n'était pas trop rétrécie, elle est jeune et nous devions nous attendre à un plus petit fœtus, quoiqu'il ne soit pas très gros.

Plus les femmes accouchent jeunes et plus les fœtus sont petits ; ceux, au contraire, des primipares âgées sont plus gros, et plus gros aussi ceux des multipares dont le poids augmente d'une couche à l'autre, toutes choses égales d'ailleurs, comme le disent les mathématiciens.

Je suis sûr que vous ne vous doutiez pas qu'il y avait tant de choses dans cette observation.

LE FORCEPS ET SES DANGERS (1)

MESSIEURS,

Vous avez lu bien souvent, sur nos observations d'accouchements : l'expulsion tarde à se produire, le fœtus souffre ; on termine l'accouchement par une application de forceps. Cela est bien facile à dire, et même à faire, mais n'est pas aussi dépourvu de dangers que vous pouvez le croire. Sans doute, si nous bornons nos applications de forceps aux applications à la vulve, au détroit inférieur ou même dans l'excavation, lorsque la tête y est bien descendue ; si nous faisons alors avec soin la rotation. après avoir fait une prise régulière ; si nous surveillons l'extraction de manière à ne pas léser les parties molles, nous pouvons considérer qu'en général nous n'aurons pas d'accidents. Mais il est loin d'en être toujours ainsi. Je voudrais pouvoir passer ici en revue tous les dangers que peut causer le forceps, soit à l'organisme maternel, soit à l'organisme fœtal. Mais je n'ai pas le temps d'analyser tous ces accidents. Du côté de la mère, ils sont surtout infectieux ou mécaniques : col pris entre les branches, parois vaginales labourées par le bec des cuillères, déchirures complètes ou incomplètes du périnée, etc. La plupart de ces accidents sont dus à la négligence ou à l'impéritie de l'opérateur.

La meilleure connaissance à avoir pour les conjurer sera celle de ce qu'il faut faire pour les éviter. Prenez d'une façon rigou-

---

(1) Leçon recueillie par M. ABEILLE, interne du service.

reuse les précautions d'asepsie et d'antisepsie que nous ne cessons de vous recommander, sachez bien quand et comment vous devez appliquer le forceps et vous ne connaîtrez pas les lésions maternelles.

Je m'étendrai un peu plus longuement sur les conséquences pour le fœtus, suivant mon habitude de prendre dans l'observation clinique la matière de nos leçons.

J'ai fait préparer un crâne des plus intéressants. C'est celui d'un enfant mort ces jours-ci à la Maternité ; la mère y était arrivée après avoir essuyé, en ville, cinq tentatives de forceps ; au toucher il était très difficile de faire un diagnostic, car on percevait comme une série de sutures qui parcouraient le pôle céphalique, et lorsqu'on déprimait celui-ci, on sentait une crépitation ayant quelque analogie avec celle de l'emphysème sous-cutané. Il fallut pratiquer le toucher manuel pour faire le diagnostic ; la tête était très volumineuse et l'extraction présenta de sérieuses difficultés.

L'enfant naquit en état de mort apparente, put être ranimé, mais mourut une heure après.

A l'autopsie, on constata, comme vous le constaterez vous-mêmes à la fin de la leçon, une série de fractures de la voûte du crâne : il y en a cinq ou six, surtout sur les régions pariétales ; elles s'entrecroisent de telle sorte qu'il est difficile et serait fastidieux d'en donner une description détaillée.

Une erreur, Messieurs, court les rues ; c'est que le premier-né est le plus intelligent de la famille C'est tout le contraire qui est la vérité, la science obstétricale nous l'affirme. Les primipares accouchent après un travail laborieux et c'est surtout à l'occasion d'un premier accouchement que l'on doit avoir recours au forceps. Si l'enfant vit, il peut présenter plusieurs stigmates, au premier rang desquels on peut placer, comme l'a si justement établi Pinard, le strabisme. Depuis les travaux surtout de Couvelaire, on sait qu'à la suite des accouchements laborieux, de ceux surtout qui se sont terminés par une application de forceps, il se produit souvent non seulement des hémorragies méningées, mais des hémorragies dans la substance nerveuse elle-même, particulièrement dans le bulbe et la moelle cervicale. Ces hémorragies peuvent ne donner des signes attestant leur présence que dans les trois à cinq jours qui suivent la naissance.

Vous voyez donc bien que, si l'on peut se féliciter d'avoir extrait un enfant vivant, il faut s'attendre à la possibilité d'un malheur que rien ne faisait présager. Ces accidents et d'autres que je passe sous silence sont surtout fréquents, lorsque le forceps est mal appliqué ou mal indiqué.

Je dois vous dire quelques mots de son histoire, avant de préciser ces indications.

Le forceps a été inventé par Pierre Chamberlen (1601-1683). Il a été successivement modifié par Jean Palfyn, par Levret, Smellie, Pajot, j'en passe et des meilleurs, et enfin par Tarnier. Au début, les recherches anatomo-obstétricales n'étaient pas poussées très loin ; vivant ou non, il fallait que l'enfant fût extrait.

Le forceps était alors une véritable pince. On enfonçait cette pince dans la cavité vaginale, on cherchait à emprisonner entre les cuillères une partie fœtale, on pressait et on tirait. Plus tard on s'est préoccupé de le rendre plus favorable à l'enfant. Actuellement, le forceps est favorable à la mère et à l'enfant, mais avec une tendance très nette à prendre plutôt l'intérêt de l'enfant. Au point de vue de la pratique, il y a deux écoles, l'école allemande et l'école française.

En Allemagne, on se préoccupe surtout de la mère, quelle que soit la position du fœtus. On applique solidement la cuillère gauche à gauche, la cuillère droite à droite, on serre fortement et on tire ; il faut surtout ne pas laisser échapper la tête fœtale.

En France, on a plutôt le culte de l'enfant. C'est dans ce but que l'on est arrivé d'abord aux forceps de Levret et de Pajot, puis enfin à celui de Tarnier.

Le forceps de Tarnier présente, entre autres avantages, celui-ci que toute la force s'exerce utilement sur la tête fœtale. Nous cherchons, en France, à faire une prise régulière. Qu'est-ce donc qu'une prise régulière ? Appliquer régulièrement le forceps, c'est prendre entre les cuillères la tête fœtale aux points d'élection. Farabeuf et Varnier ont démontré que la tête pouvait être considérée comme un ovoïde. Si vous ne le saisissez par une circonférence située au-dessous de la partie la plus large, il glissera comme un œuf qu'on chercherait à retirer de son coquetier en ne le saisissant pas au delà de son ventre ou équateur. On peut considérer à cet ovoïde plusieurs méridiens, dont deux principaux. L'un passe par le menton, le nez, la suture sagittale, la protubérance occipitale externe, le trou occipital, c'est le méridien sagittal ; l'autre qui lui est perpendiculaire, passe en avant de l'oreille par l'apophyse zygomatique et la fosse pariétale, c'est le méridien latéral ; la prise doit être faite suivant ce second méridien.

Et c'est parce qu'en France nous nous attachons à faire une bonne prise que nos statistiques, au point de vue du fœtus, sont tellement supérieures à celles de l'Allemagne ; je ne parle pas de l'Angleterre ; où jadis surtout, l'on se préoccupait presque uniquement de la mère. Aussi est-ce de ce pays que nous viennent les craniotomies les plus perfectionnées.

Je ne parle pas du basiotribe Tarnier qui ne s'emploie que sur le fœtus mort.

Il faut donc que les cuillères emprisonnent les deux bosses pariétales ; la prise pourra par conséquent être oblique ou transverse, il faudra toujours la transformer en directe. Ce n'est pas, comme nous l'avons vu, ce qui se fait en Allemagne ; mais là où nous sommes irrémédiablement séparés, c'est lorsqu'il s'agit de l'application du forceps au détroit supérieur, admise en Allemagne et malheureusement encore en France par quelques accoucheurs attardés aux traditions scolastiques. La seule application logique serait l'application du forceps régulière par rapport à la tête. Or Farabeuf et Varnier en ont démontré de façon lucide les dangers. La tête étant généralement en position transversale, la branche postérieure pontera l'excavation sacrée ; on recommande bien de tirer en arrière, pour tirer dans l'axe du bassin, mais le forceps s'opposera à ce que la tête obéisse, à moins qu'il ne scie le périnée jusqu'au delà du coccyx. Les dangers sont encore bien plus grands dans un bassin rétréci. Pajot compare le forceps à un porte crayon qui écrase le crayon lorsqu'on pousse l'anneau et Farabeuf a établi qu'il faut multiplier par 10 la force de traction sur la tête fœtale pour avoir la pression supportée par cette tête. Si donc il faut une force d'une trentaine à une quarantaine de kilogrammes, la pression supportée par la tête sera de 300 à 400 kilogrammes. Quelle est la tête fœtale qui pourra supporter un tel poids sans être littéralement écrasée.

Il n'est pas étonnant que les accoucheurs philanthropes, qui se sont faits les apôtres de la puériculture, aient accueilli avec enthousiasme l'avènement de la symphyséotomie ; et vous avez pu juger par un cas tout récent combien les succès sont alors faciles.

Il faut donc savoir réserver le forceps pour un certain nombre de cas où les indications sont très précises.

Quelles sont, avant tout, les conditions nécessaires de façon absolue pour l'application du forceps ; elles sont au nombre de trois :

1º Il faut que l'enfant se présente par la tête ; j'ai vu des présentations de l'épaule sur lesquelles on avait tenté d'appliquer le forceps, au risque de produire des déchirures utérines et toutes sortes d'accidents. Je considère aussi comme interdite toute application sur le siège ; outre que le forceps dérape très facilement, il détermine des accidents très graves : la compression des organes abdominaux, des fractures du bassin, des cuisses, etc. Nous réserverons donc le forceps pour les présentations du sommet ou de la face et du front.

2º Il faut ensuite que la poche des eaux soit rompue. Le principal danger d'une application sur les membranes intactes serait le décollement, l'arrachement du placenta.

3º Il est de la plus haute importance que la dilatation soit complète ; sans cela, on s'expose à de graves accidents. Supposons une dilatation non complète ; à la rigueur on a pu arriver à placer convenablement les cuillères ; le col subitement distendu se laissera déchirer ; et qui sait jamais où s'arrètera une déchirure du col ; il n'y a pas loin de celle-ci à la rupture utérine. Ne vous laissez jamais aller à appliquer le forceps tant que la dilatation n'est pas complète, même si elle vous paraît facile à compléter.

Je n'aime pas beaucoup les dilatations digitales ou manuelles. Mieux vaut placer un ballon de Champetier de Ribes et attendre si on le peut.

Quelles sont les indications proprement dites de l'application du forceps. Si l'on consulte les livres, c'est très simple, et en effet, la plupart du temps, il en est ainsi. Ce sont :

Lorsque le fœtus souffre. Il expulse alors du méconium qui se mêle au liquide amniotique.

L'auscultation du cœur vous renseignera parfaitement. Si le rythme du cœur est modifié, si les bruits sont plus sourds, si, au lieu de 130 à 160, vous comptez au-dessus de 160 battements par minute, vous n'aurez qu'une chose à faire : Flambez le forceps, comme dit Pinard, et appliquez-le. Vous sauverez ainsi la vie à beaucoup d'enfants ; car bientôt les battements vont se ralentir, indiquant une menace sérieuse des conditions de l'hématose. Si les battements se ralentissent pour descendre au-desous de 100, au moment où vous auscultez, hâtez-vous, il n'est que temps si vous voulez avoir un enfant vivant.

Une autre condition est réalisée lorsque le fœtus rencontre un obstacle qu'il ne peut surmonter ; c'est en général le périnée, la femme est exténuée, on applique alors le forceps au détroit inférieur ; on aide ainsi le front à rétropulser le coccyx et la tête à se dégager par déflexion.

Un autre cas est le suivant : après un travail régulier et très avancé, les douleurs s'espacent, s'atténuent et cessent même complètement. Faut-il attendre et combien de temps ? Si l'œuf est entier, vous pouvez attendre ; avec un peu de patience, après un temps de repos, il y aura probablement une reprise du travail.Si la dilatation est complète, rompez les membranes,l'expulsion suivra peut-être. Si les membranes sont rompues, faut-il attendre ?

Certains auteurs fixent deux heures comme temps invariable de la période d'attente. Il n'y a rien là de mathématique ; c'est une affaire d'appréciation clinique. Je suis en effet d'avis qu'il ne faut pas attendre plus de deux heures, si la tête à nu dans l'excavation, comme le dit Pinard, reste deux heures sans progresser. Mais il est des cas où il faut agir avant ; si la femme est atteinte d'une affection cardiaque ou pulmonaire assez sérieuse, si elle est d'une constitution plutôt faible, etc. ; c'est, comme je vous l'ai dit, une affaire d'appréciation clinique.

Toutes les fois, donc, que le forceps est nettement indiqué, il vous rendra de réels services. On a même établi que c'était un instrument eutocique, sa seule présence pouvant réveiller la contractilité de l'utérus.

Je ne veux pas terminer sans vous répéter, pour qu'ils restent profondément gravés dans votre mémoire, les points que je juge les plus importants : pas d'application inutile ; faites toujours une prise régulière et que cette prise soit faite sur une tête au plus haut dans l'excavation, jamais, sous aucun prétexte, au détroit supérieur.

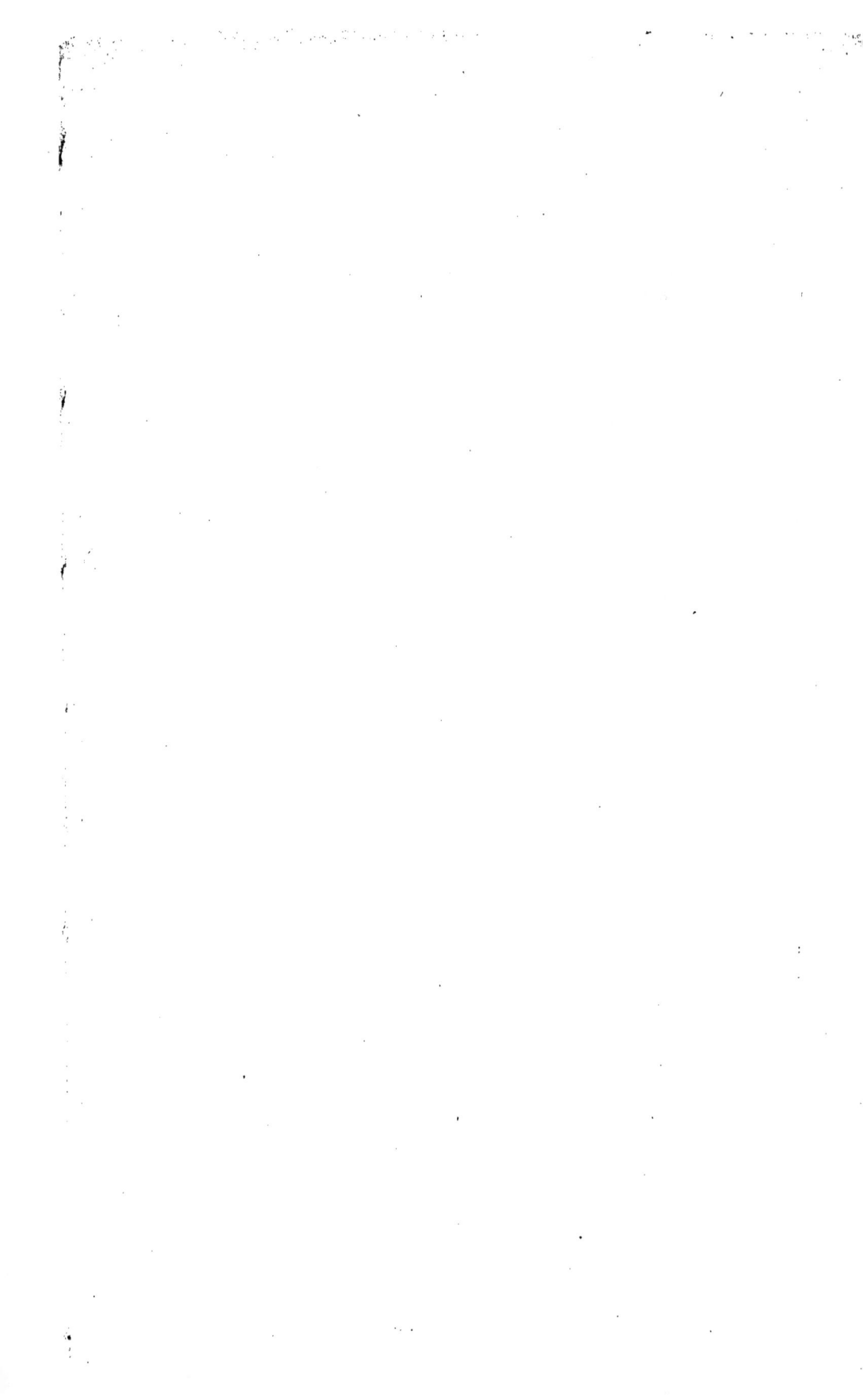

A PROPOS D'UNE SYMPHYSÉOTOMIE (1)

MESSIEURS,

Hier soir est entrée dans le service une femme âgée de 22 ans, qui va fournir le sujet de notre leçon d'aujourd'hui.

Cette femme, que vous venez de voir au n° 2 de la salle des accouchées, s'est présentée à nous dans des conditions particulièrement intéressantes, sur lesquelles vous me permettrez d'abord d'insister.

En effet, le travail s'était déclaré la veille à 8 heures du matin et la poche des eaux s'était rompue le même jour, à 10 heures du soir. L'œuf était donc ouvert depuis 24 heures, lorsque notre interne, M. Abeille, l'examina pour la première fois.

En l'interrogeant il apprit tout d'abord qu'elle n'avait fait ses premiers pas qu'à l'âge de deux ans, et qu'elle resta *nouée*, suivant sa propre expression, jusqu'à l'âge de trois ans.

Il constata ensuite par le palper, que l'utérus, assez développé, était en état de tension permanente ; il parvint cependant à reconnaître que le plan du dos se trouvait du côté droit et que le sommet appuyait fortement sur le détroit supérieur, sans être toutefois engagé.

En pratiquant le toucher, voici ce qu'il constata : le col, dilaté comme deux francs, est légèrement dilatable, l'excavation est vide, mais l'index atteint assez facilement le promontoire. Le diamètre promonto-sous-pubien mesura 9 centimètres.

_____

(1) Leçon recueillie par le docteur VALETTE, chef de clinique.

Queirel. — III.   6

Les bruits du cœur fœtal sont normaux.

La température de la femme est de 38° 2.

M. Abeille termina son examen en mesurant les diamètres externes du bassin et trouva que le diamètre de Baudelocque égalait 20 centimètres. Les autres sont normaux. Mais, comme vous le savez, la mensuration externe n'a pas la valeur, et il s'en faut de beaucoup, de la mensuration digitale.

Il pensa alors que ce rétrécissement du bassin était le véritable obstacle qui empêchait l'accouchement de se terminer, et me fit aussitôt prévenir. Je me trouve donc auprès de cette femme vers 10 heures du soir.

A l'examen, je constate également que le promonto-sous-pubien est bien de 9 centimètres et j'ajouterai que le sacrum m'a paru plat, autrement dit que le diamètre mi-sacro-pubien était sensiblement égal au diamètre promonto-pubien.

Nous nous trouvions donc en présence d'un cas de rétrécissement du bassin, facile à apprécier. Quelle allait être notre conduite ?

Étudions ensemble les raisons qui m'ont déterminé à intervenir et surtout celles qui m'ont déterminé à intervenir de la façon que vous allez voir.

Et tout d'abord, à quelle sorte de rétrécissement avions-nous affaire ?

Sans vouloir traiter ici cette question avec de grands développements, je dois vous rappeler qu'il y a deux grandes classes de bassins rétrécis : les bassins annelés où le rétrécissement porte exclusivement sur les diamètres du détroit supérieur, et les bassins canaliculés où le rétrécissement porte non seulement sur les diamètres du détroit supérieur, mais encore sur ceux du détroit moyen. Cette division, vous le savez, a son importance ; car, si, dans le premier cas, la tête peut s'engager, à la faveur de la concavité du sacrum, par un mouvement de bascule des deux pariétaux, alors que le bassin est assez rétréci, il n'en est pas de même dans le second où l'engagement de la tête est absolument impossible, toutes proportions gardées.

Vous savez également que le degré de rétrécissement peut varier suivant les cas. Le diamètre promonto-pubien minimum à peine diminué offre le plus de fréquence ; puis nous avons les cas moyens où il descend à 9 et 8 centimètres, enfin les cas extrêmes où il atteint 7, 6, 5 et même 4 et 3 centimètres.

Ces considérations, comme vous allez le voir, sont importantes à connaître, car ce sont elles qui décideront de votre intervention, laquelle sera l'expectation dans les bassins à peine diminués, alors que les opérations les plus graves seront imposées par les bassins extrêmement rétrécis.

Ce n'est pas d'ailleurs dans ces cas extrêmes que l'on hésitera : le plus souvent la question est jugée d'avance ; mais c'est dans les cas de ces bassins que le professeur Pinard appelle *bassins limites*, que vous aurez à prendre un parti pouvant être sujet à discussion : autrement dit, quelle doit être l'intervention de choix dans les bassins limites, c'est-à-dire franchement rétrécis, mais en face desquels on n'a pas perdu tout espoir de voir l'engagement se produire ?

Anciennement, et il n'y a pas encore bien longtemps de cela, lorsque les accoucheurs se trouvaient en présence d'un pareil cas, ils agissaient de deux façons différentes. Pour les rétrécissements moyens, ils appliquaient le forceps au détroit supérieur, c'était le plus grand nombre. Et lorsque, las d'avoir tiré la tête dans cet étau, sans avoir pu la faire descendre, ils y renonçaient enfin ; la céphalotripsie, plus tard la basiotripsie, leur venait en aide pour évacuer l'utérus. C'était donc au début le projet de sortir un enfant vivant, encore qu'il fût bien souvent dans un piteux état, et à la fin le ferme propos de le sacrifier pour diminuer son volume.

Quelques accoucheurs, se refusant à commettre ce fœticide étaient assez hardis pour pratiquer l'opération césarienne, si dangereuse à cette époque, et que tous réservaient pour les bassins extrêmement rétrécis.

En effet, dans les cas de rétrécissements de 5 centimètres par exemple, la céphalotripsie était aussi meurtrière pour la mère, quoi qu'en ait dit Pajot, que la section césarienne et au moins, dans cette dernière, on avait l'avantage d'avoir un enfant vivant.

J'ai eu plusieurs fois l'occasion de juger la pratique déplorable de l'application du forceps au détroit supérieur et de vous en exposer les dangers. La force qu'il faut déployer pour réduire la tête de façon à ce qu'elle passe par la filière pelvienne était souvent fatale à l'enfant, qui succombait durant l'intervention ou quelque temps après, ou restait avec une tare pathologique jusqu'à la fin de ses jours. La difficulté de tirer dans l'axe du détroit supérieur, de faire cheminer la tête dans une excavation, dont la concavité du sacrum était effacée et remplacée par la branche postérieure du forceps, car je suppose dans l'intérêt de l'enfant une prise régulière, produisait chez la mère des lésions qui présentaient les plus grands risques, soit au point de vue de l'intégrité des parties molles, soit même de l'intégrité des symphyses, soit enfin comme porte ouverte à l'infection. Et vous voyez déjà que cette phrase que vous entendez dire encore aujourd'hui : *sacrifier l'enfant pour sauver la mère*, manquait d'exactitude ; elle est encore plus inexacte aujourd'hui, où les opérations qui comportent les incisions abdominale et utérine sont devenues bien moins dangereuses.

Cependant, si l'on était obligé de prendre un parti assez incertain, quand la chirurgie obstétricale donnait de si piètres résultats, je dois vous signaler une méthode que nous avons saluée avec bonheur, et que nous avons suivie jusqu'à la période de l'ère antiseptique, quand elle était possible, et qui était un grand progrès. Je dis quand elle était possible, parce que, pour l'appliquer il fallait connaître la femme avant la fin de la grossesse et qu'elle ne l'était plus au moment de l'accouchement. Je veux parler de l'accouchement prématurément provoqué. Née en Angleterre, cette méthode fut introduite à Strasbourg, nous pouvons dire en France alors, par le grand et vénéré maître de l'obstétrique française, le professeur Stoltz. Plus tard, cette pratique fut défendue avec talent par son élève, le professeur F.-J. Herrgott, de Nancy, qui vient de finir sa longue et honorable carrière, à l'âge de 92 ans, regretté de tous ses élèves, et ils furent nombreux.

Le principe sur lequel repose cette méthode est qu'à 7 mois le fœtus peut naître viable, et à plus forte raison à 8 mois ; comme son bi-pariétal a à ce moment 7 et 8 centimètres, il s'en suit qu'il peut passer par un rétrécissement de 8 à 7 centimètres, un des plus fréquents, comme vous le savez.

Donc, en provoquant le travail à l'époque de la grossesse correspondant, d'une part, à l'âge de fœtus, eu égard à la dimension de son bi-pariétal, et, de l'autre, au degré du rétrécissement, on pouvait avoir un fœtus vivant de 8 mois ou de 7 mois. C'était là un grand bienfait.

La mère au moins, dans ces cas-là, ne risquait rien ou à peu près rien si l'on faisait les choses proprement et le fœtus naissait souvent vivant... Que devenait-il ? C'est là ce dont on ne se souciait pas assez, mais enfin il sortait intact et non mutilé, avec des chances de vie...

Messieurs, si nous avons délaissé cette méthode, c'est que, premièrement, l'antisepsie est venue nous donner l'assurance que nos interventions sanglantes sont suivies de succès et qu'au rebours de ce qui se passait autrefois, l'insuccès était l'exception ; secondement, qu'en étudiant de plus près les chances de vie de l'enfant né prématurément, nous avons été effrayé de sa mortalité. Enfin en troisième lieu, qu'avant même que la section césarienne et l'extirpation plus radicale de Porro aient donné les résultats heureux que l'on enregistre aujourd'hui, une nouvelle intervention est venue à notre secours, non pour diminuer la tête fœtale, le contenu, mais pour agrandir momentanément le bassin, le contenant. Cette dernière intervention, renouvelée du dix-huitième siècle où elle fut préconisée et employée par Sigault, est la symphyséotomie.

Morisani et l'école de Naples ne l'avaient jamais abandonnée et, en revenant à son pays d'origine, elle trouva dans le professeur Pinard, un vulgarisateur qui en fit ressortir tous les avantages. On peut dire que c'est à lui et à ses élèves ou disciples, dont je m'honore de faire partie, que la symphyséotomie doit la place qu'elle occupe aujourd'hui dans la thérapeutique obstétricale. Grâce à cette école, la méthode se précise et l'on peut, après une période de fluctuations, formuler les règles et indiquer les cas justiciables de son application.

Au début de la renaissance de la symphyséotomie, on la trouvait si facile, si féconde en résultats, qu'on l'appliqua un peu à tous les cas de rétrécissements ; de là les mécomptes qu'elle a pu procurer quelquefois. Il faut se rappeler que l'écartement des pubis, qui agrandit le bassin dans des proportions qu'il faut bien calculer d'avance et qui permettent à la tête de franchir le détroit supérieur, s'il influence ainsi les dimensions osseuses du détroit inférieur et de l'excavation, n'a pas une action aussi salutaire sur les parties molles, et que ces dernières peuvent manquer de souplesse, d'élasticité, de substance, pour se laisser traverser sans éraillure, déchirure ou même rupture, par une tête de grosseur normale.

Donc dans les bassins peu étoffés, rétrécis dans tous les diamètres de haut en bas, pas de symphyséotomie. Si vous voulez des chiffres, je vous dirai : au-dessous de 7 centimètres de diamètre utile, abstenez-vous ; à 7 centimètres, méfiez-vous, mais dans les cas où le diamètre sacro-pubien est au-dessus de 7 centimètres, vous aurez des succès presque constants pour la mère et pour l'enfant. Je vais même plus loin : quand une tête est amorcée et ne descend pas, la symphyséotomie est l'intervention de choix ; peu importe si le sacro-pubien a 8, 9 ou même 10 centimètres, qu'il soit même normal et ait 11 centimètres, la disproportion entre le sommet et l'ouverture du bassin vous crée l'indication d'agrandir celui-ci. Il n'existe qu'une contre-indication, c'est la mort du fœtus.

Voyons donc ce qu'on peut gagner par la section pubienne et l'écartement des pubis. Vous pouvez vous rendre compte, dans le tableau ci-joint qui a été dressé par le professeur Farabeuf, de la proportion dans laquelle augmente le diamètre promonto-pu-

bien, suivant le degré de rétrécissement et aussi suivant le degré
d'écartement.

ÉCARTEMENT PUBIEN	BASSIN DE					
	5cm	6cm	7cm	8cm	9cm	10cm
De 5cm	23mm	21mm	19mm	17mm	16mm	14mm
De 6cm	29mm	26mm	23mm	21mm	19mm	18mm
De 7cm	34mm	31mm	28mm	25mm	23mm	21mm

Remarquez que plus le bassin est petit, plus le gain est considérable, et que plus l'écartement est grand et plus le diamètre
est allongé. Toutefois il serait dangereux d'aller trop loin dans
cette dernière manœuvre et 7 centimètres est même un écartement
que je n'atteins jamais. Il faut se rappeler aussi que la bosse
pariétale antérieure profite de l'espace qui lui est offert au niveau
de l'écartement.

Un des avantages de la symphyséotomie, c'est qu'elle nous
permet d'attendre le terme, sans avoir besoin de provoquer arti-
ficiellement le travail, à une époque qu'il est toujours difficile
de préciser pour le pronostic de l'enfant.

Ainsi donc, chez notre femme, nous nous trouvions bien dans
les conditions voulues et la symphyséotomie était nettement indiquée. Voici ce que nous avons fait : mais avant, laissez-moi vous
dire combien j'ai regretté de ne pouvoir renvoyer l'intervention
à ce matin. Si je me suis privé du plaisir de vous en rendre les
témoins, c'est que la poche des eaux était ouverte depuis 24 heures ; un tel retard aurait pu favoriser le développement d'une
infection toujours possible en pareil cas et porter atteinte aux
chances de vie du fœtus.

On procède immédiatement à la préparation de la femme : on

la descend au bas du lit et on la met en position obstétricale ; on évacue le contenu de la vessie ; on rase le pubis, on donne une abondante injection vaginale et on aseptise la région pendant que notre maîtresse sage-femme, Mlle Mouren, commence la chloroformisation.

La résolution obtenue, je fais au bistouri une incision de 3 à 4 centimètres et je mets à nu la symphyse. Dans un second temps, je pénètre de haut en bas dans l'articulation et enfin, dans le 3e temps, je sectionne d'une façon complète l'arcuatum.

J'insiste sur ce dernier temps, messieurs, car c'est le plus important de tous. La section de ce gros ligament, qui est la véritable clé de l'articulation, est le point capital de l'intervention ; si toutes ses fibres ne sont pas complètement sectionnées, aucun écartement n'est possible.

Par l'écartement des cuisses et des genoux, nous écartons les pubis de 5 centimètres environ.

Ceci fait, nous introduisons la main dans le vagin et après avoir dilaté le col complètement et sans effort, nous appliquons le forceps et nous extrayons la tête en occipito-sacré.

Tout ceci dura exactement 7 minutes.

Vous savez, messieurs, que c'est pour permettre à la tête de descendre dans l'excavation qu'il faut écarter les symphyses ; vous savez aussi que cet écartement ne doit pas dépasser un certain chiffre, si l'on ne veut pas s'exposer à produire de fâcheuses lésions au niveau des articulations sacro-iliaques ; aussi a-t on inventé un compas, gradué en quelque sorte à l'envers de celui qui nous sert à mesurer les diamètres de la tête fœtale et qui permet d'apprécier d'une façon mathématique l'écartement produit. Mais avec un peu d'habitude, on apprécie à vue d'œil cet écartement : c'est ce que nous avons fait. Nous n'avons pas dépassé 4 à 5 centimètres assurément, pour que la tête descende et devienne accessible à notre forceps.

Le dégagement s'est opéré en occipito-sacrée, vous ai-je dit ; permettez-moi de revenir sur ce point.

En effet, dans ce cas, le dégagement s'est effectué très facilement et très heureusement, sans que nous ayons eu à enregistrer aucune lésion de la partie supérieure de la vulve ou du vagin, lésions qui se produisent assez souvent dans le dégagement en OP.

Je tenais à vous faire cette remarque, car Mlle Mouren a constaté à la Maternité que, chaque fois que dans un cas semblable la tête était dégagée en OS, le traumatisme était toujours moindre. C'est donc là un point qu'il sera bon de se rappeler et qui, du reste, n'avait pas échappé à la sagacité du professeur Pinard, puisqu'il avait conseillé cette conduite et recommandé de ne pas chercher à faire la rotation quand l'occiput était postérieur.

L'enfant que nous extrayons ainsi, pèse 3.100 grammes, il présente alors un certain degré de cyanose, qui disparaît bientôt à la suite de quelques frictions énergiques.

Nous pratiquons la délivrance par expression et nous procédons à la suture : pour cela, nous plaçons tout d'abord sur les bandelettes fibreuses présymphyséennes, un fil d'argent profond qui a pour mission de maintenir, au contact l'une de l'autre, les deux surfaces articulaires, sans les intéresser, et nous réunissons les parties molles par quatre points superficiels.

On applique un pansement à la gaze stérilisée et l'on place la femme dans une gouttière.

L'état général de l'opérée est excellent, le pouls n'est pas accéléré et la température est de 38° 2.

L'enfant présente sur la bosse pariétale droite une empreinte ecchymotique, qui témoigne de la compression exercée par l'angle sacro-vertébral saillant.

Voici donc, messieurs, les résultats de la symphyséotomie : une femme heureusement délivrée et un enfant vivant. Permettez-moi de vous montrer, en terminant cette leçon, les avantages de la méthode

Ces avantages, comme vous venez de le voir, sont aussi favorables à la mère qu'à l'enfant.

Pour la mère, vous venez de vous convaincre, je l'espère, que cette opération est certainement bien moins dangereuse qu'une césarienne ou même qu'un forceps au détroit supérieur.

En effet, si celle-là est un traumatisme assez grave, nécessitant la laparotomie et exposant à des accidents souvent sérieux, celui-ci peut déterminer également des lésions importantes, telles que l'arrachement ou le décollement d'une partie de la symphyse et presque toujours des déchirures profondes.

Quant à l'enfant, il bénéficie au premier chef de l'intervention, pour deux raisons : d'abord, parce que la symphyséotomie nous permet d'attendre sans inquiétude le terme de la grossesse et laisse au produit de la conception le temps nécessaire à son complet développement.

En second lieu, parce que cette opération nous permet de terminer l'accouchement d'une façon rationnelle, c'est-à-dire en appliquant le forceps dans des conditions vraiment efficaces et non pas dans des conditions telles que l'enfant ne puisse survivre au traumatisme dont il a été l'objet.

C'est pourquoi je termine en vous recommandant d'apprendre à pratiquer ces deux grandes interventions, la symphyséotomie et l'opération césarienne et aussi celle de Porro. Tout praticien peut être, *ex abrupto*, appelé à en faire bénéficier des parturientes et il pourra ainsi sauver les deux existences qu'on lui a confiées,

FIBROMES ET GROSSESSE A TERME
OPÉRATION DE PORRO

MESSIEURS,

C'est avec tristesse que je viens vous raconter l'histoire de la malade que vous m'avez vu opérer vendredi passé. Vous vous rappelez en effet que nous avons pratiqué l'opération dite de Porro, généralement suivie de bon résultat quand elle a été régulièrement faite, je veux dire sans accroc opératoire d'aucune sorte, ce qui était le cas, ici. Eh bien ! cette pauvre femme a succombé le troisième jour, dans des conditions que je vais vous dire.

Mme P..., 38 ans, primipare, à terme et même au début du travail, poche des eaux rompues depuis quelques heures, présentait une particularité qu'il n'est pas rare de trouver chez les primipares âgées : à savoir, des fibromes utérins. A l'auscultation on entendait les bruits du cœur fœtal : au toucher, on sentait l'excavation vide, le col porté à droite, et, tout en haut, au niveau du détroit supérieur, on sentait une tumeur mollasse, qu'on aurait pu prendre pour une fesse au premier abord, et qui n'était qu'un de ces fibromes ramollis par la gestation et s'étalant, comme nous l'avons constaté plus tard, sur la face postérieure du segment inférieur de l'utérus. Par le palper, on diagnostiquait une présentation du siège, dos à droite et en avant, tête à gauche et en haut. A côté de la tête, se trouvait comme une seconde tête, mais dure, qui était un gros fibrome ou fibro-myome, lequel devenait apparent, et c'est surtout en cela qu'il se distinguait de la véritable tête, quand l'utérus se contractait. D'autres fibromes parsemaient la face antérieure et le fond de l'utérus ; on les sentait sous les doigts et leur grosseur variait d'une noisette à un œuf de pigeon.

Le ventre était très développé, bosselé, tendu ; il n'y avait pas d'hydramnios, ni d'œdème du pubis ou des membres inférieurs.

Le diagnostic, je dois le dire, n'était pas difficile : présentation du siège complet en SIDA, chez une primipare, porteuse de fibromes utérins.

Avant de nous demander quelle conduite nous devions tenir, laissez-moi vous parler de la grossesse de cette femme, pendant laquelle ces tumeurs n'étaient pas passées inaperçues. Elle habitait Montélimar et s'était confiée à une accoucheuse doctoresse, qui, ayant pratiqué chez elle le toucher au cinquième mois, trouva l'excavation remplie par une tumeur qui faisait bouchon. Comprenant le danger qui menacerait sa cliente lors du travail, si les choses restaient en l'état, elle l'accompagna à Lyon et la fit voir au professeur Fabre, le distingué clinicien, successeur de mon ancien ami et camarade d'internat, le professeur Fochier.

Le Dʳ Fabre se rendit compte de la situation et essaya, sous le chloroforme, de remonter la tumeur, qui obstruait l'excavation, dans la cavité abdominale. Il y réussit ; c'était ce gros fibrome que vous avez vu, qui n'était pas encore situé aussi haut sur le côté gauche de l'utérus.

La grossesse continua non sans douleurs, parfois excessives, dont se plaignait la malade ; or, notez ceci : que dans la grossesse normale les femmes ne doivent pas souffrir de l'utérus, ni du ventre, surtout au cinquième mois.

Douleurs lombaires, douleurs hypogastriques, nous les attribuions à la compression des fibromes sur les organes voisins, quoique, à vrai dire, il n'y ait jamais eu de difficulté à uriner et peu de difficulté à évacuer le rectum, pas de vomissements, pas d'albumine, pas d'ictère, pas de lésion cardiaque ni pulmonaire, du moins appréciables.

Je vis cette femme au huitième mois. A ce moment, après avoir constaté les particularités néoplasiques que je vous ai signalées, je trouvai par le palper une présentation transversale, épaule droite, dos en avant, tête à gauche Ce n'est que plus tard, peut-être sous l'influence des manœuvres externes, qu'il y eut une mutation d'épaule en siège. Car, dès que j'eus su que j'avais affaire à une présentation transversale, j'essayai immédiatement de rectifier l'attitude du fœtus, mais sans succès, ne voulant pas trop insister, car on faisait descendre la tumeur, mais non la tête. Je recommandai le repos au lit, prescription qui ne fut pas suivie, et une quinzaine de jours après, on me fit appeler, le soir à 8 heures, pour une perte de sang assez abondante. Je fis coucher la malade, donnai une injection vaginale très chaude et, l'hémorragie arrêtée, je tentai encore sans succès la version par manœuvres externes, persuadé que la façon dont se présentait le fœtus produisait des tiraillements des membranes et commençait à décoller le placenta. Je mis une garde auprès de la malade pour la nuit, afin de la surveiller et de crainte que la perte ne reparût. L'hémorragie ne se reproduisit plus que la semaine avant son entrée ici. Mêmes tentatives, mêmes manœuvres, cette fois avec plus d'insistance et avec moins d'appréhension parce que nous approchions du terme. Enfin, le 6 février, avec le secours de notre chef de clinique, le Dr Valette, nous essayâmes encore de ramener la tête au détroit supérieur, toujours, je dois le dire, avec le même insuccès. C'est alors que, jugeant la situation grave, nous fîmes porter cette femme à la clinique, le 7 février ; vous l'avez vue le lendemain, jour de l'opération.

Cependant le col s'effaçait, la dilatation commençait et la poche des eaux se rompait précocement et spontanément ; la dilatation avait alors la largeur d'une pièce de 1 franc.

A ce moment, nous décidâmes de faire l'opération de Porro, pour délivrer cette femme, la guérir de ses tumeurs et avoir un enfant vivant.

L'intestin avait été évacué le matin de bonne heure, la femme sondée avant l'opération et lavée avec soin, après injection antiseptique vaginale.

Vous avez vu l'intervention. Le chloroforme fut donné à petites doses, 10 grammes environ.

L'incision médiane sur la paroi abdominale dépassait à peine l'ombilic.

L'utérus fut sorti et lié au niveau du col avec un caoutchouc, avant même d'être sectionné : incision médiane rapide et sortie non moins rapide d'un fœtus vivant du sexe féminin ; il pesait 3.250 grammes. Le cordon fut lié et le placenta resté en place, adhérent à la paroi postérieure, son bord inférieur descendant jusque près du col. C'est à ce niveau qu'il avait été un peu décollé. Nous n'avions pas négligé de protéger l'ouverture abdominale pour que le liquide amniotique ne tombât pas dans le péritoine. Ce liquide était coloré en vert, mais l'enfant étonné n'avait pas souffert. La matrice se rétracta bien, la perte de sang fut insignifiante. Nous passons deux broches au-dessus de la ligature et, après avoir serré à bloc le lien de caoutchouc, nous incisâmes l'organe au niveau du segment inférieur. Puis, par surcroît de précautions, nous fîmes deux ligatures de sûreté à la soie forte, une de chaque côté pour les artères, déjà comprises dans le moignon. Enfin toilette du péritoine, suture à trois plans avec deux sutures métalliques de soutien comprenant toute l'épaisseur de la paroi. Le moignon extériorisé fut touché au thermocautère, surtout à l'orifice interne du col. Pansement antiseptique. La malade remise dans son lit paraissait bien ; le pouls était bon, plein, régulier, pas de vomissements chloroformiques, journée bonne.

Les suites de l'opération semblaient normales, le lendemain 37°5 le matin, 38° le soir, ventre à peine douloureux, quand, le surlendemain au matin, nous trouvons l'opérée dans un état désespéré, à facies grippé, pouls absent, refroidissement général, pas de hoquet, pas de vomissement, urines normales. Enfin, à midi, la mort arrive, soit 50 heures après l'intervention.

Que s'était-il passé ?

C'est ce que nous allons tâcher d'expliquer.

Quoique l'opération n'ait pas duré plus de vingt minutes, si la malade avait succombé dans la journée, nous aurions pensé au shock. A vrai dire, messieurs, je me méfie un peu de cette cause de mort qu'on appelle de ce nom et c'est bien plus souvent à une perte de sang abondante, pendant ou après l'intervention, que succombe la majeure partie de ces malades, supposées mortes du shock ; mais après cinquante heures de bien-être, nous n'avons pas songé à l'incriminer. Les malades qui meurent du shock ne réagissent pas. D'autre part, elle n'a pas succombé à une hémorragie, ni à une péritonite suraiguë, qui se manifeste par d'autres symptômes. Etait-ce une infection opératoire ? Vous avez vu que toutes les précautions aseptiques et antiseptiques avaient été prises, que si la poche des eaux s'était rompue spontanément de bonne heure et si le liquide amniotique était teinté de vert, le péritoine avait été protégé durant son écoulement. Il est vrai cependant que le moignon, raclé après la mort a donné des bacilles, dont la morphologie se rapprochait de celui de Löffler et quelques staphylocoques. Ceux-ci en semences n'étaient pas abondants, les autres n'ont pas cultivé. Il est sans doute fâcheux que nous n'ayons pu faire l'autopsie ; mais la physionomie des phénomènes qui se sont déroulés depuis l'opération n'a pas donné cette impression d'une infection si aiguë, ayant pu avoir une issue fatale à si brève échéance.

N'oublions pas cependant que cette femme souffrait de son ventre depuis assez longtemps, qu'elle avait perdu une assez grande quantité de sang à la fin de sa grossesse. N'oublions pas que l'état gravide, surtout avec des fibromes, s'accompagne souvent, suivant la remarque de Bantock, de complications et en particulier d'un état gras du foie, cet organe éliminateur par excellence et qui dès lors fait défaut.

Il y a là, dit cet auteur, une cause fréquente d'insuccès après les laparotomies !...

Pour ma part, j'ai vu quelquefois que, selon la nature histologique de la tumeur, le pronostic était plus ou moins grave. Il l'est davantage dans le sarcome et aussi dans le déciduome. Il semble qu'il y ait alors un état du sang, je n'ose pas dire une intoxication, une cachexie qui aggrave les mauvaises chances, peut être en agissant sur la fibre musculaire du cœur.

Veit, Kollmann, Wyeghel, Poten, se sont occupés d'une cause qui n'est peut-être pas étrangère au cas que nous étudions : la pénétration, dans les vaisseaux maternels, de fragments de villosités choriales ! Poten pense que ces portions villeuses ne tardent pas à se désagréger, à se désintégrer peu à peu, sans laisser de traces dans la circulation maternelle, tandis que Veit, plus que les autres, a insisté sur l'émigration, la déportation, dit-il, de ces fragments villeux, causant un certain nombre d'accidents, dits de grossesse C'est justement ce que l'on observe dans les grossesses molaires. Cette grossesse pathologique ne peut-elle pas s'en rapprocher ? Je suis de l'avis de Veit, car j'ai vu moi-même mourir, comme notre malade, deux femmes atteintes de déciduome, opérées dans les meilleures conditions. C'est là pour l'état gravide un facteur qui vient s'ajouter et explique aussi, dans une certaine mesure, l'hépatoxémie de Pinard. Si les fragments de villosités migrateurs, dans une grossesse normale, se comportent comme le dit Poten, n'ont-il pas un sort différent quand le placenta est greffé sur du tissu néoplasique ?...

L'examen histologique viendra à notre secours pour élucider ce point, à défaut d'autopsie. Nous avons donné la pièce à M. le professeur d'Alezais, qui pourra nous donner des renseignements à ce sujet.

Quoi qu'il en soit, quand on a un revers chirurgical de cette sorte, il faut toujours faire son examen de conscience. Il faut se demander si l'on a bien fait tout ce que l'on devait faire et si l'indication qui vous a déterminé à agir était précise et pressante ? Dans le malheureux cas qui nous occupe, elle ne me semblait pas douteuse et, de toutes les interventions dangereuses pour la mère et conservatrices pour l'enfant, car il ne faut pas oublier qu'il était bien vivant, nous avons choisi celle qui offrait les meilleures chances de survie et de guérison. Avec un pareil utérus, on ne pouvait songer à la césarienne conservatrice, et seule l'hys-

térectomie totale aurait pu entrer en ligne de compte. Or elle est
toujours plus longue et plus délicate que le Porro. Si nous l'avions
pratiquée, nous nous serions reproché de n'avoir pas choisi la
plus rapide. Quant à l'intervention manuelle par la version
interne, dans un passage en partie obstrué par le fibrome du segment inférieur, la sortie de la tête toujours aléatoire, même dans
les cas normaux, eût été mortelle pour le fœtus, malgré le ramol-
lissement du fibrome. Et puis c'était laisser ces tumeurs dans l'organisme et il valait mieux en débarrasser la malade en lui donnant un enfant vivant. Il n'est pas sûr que le sacrifice de l'enfant
n'eût pas été aussi périlleux pour la mère.

Messieurs, croyez bien que ces surprises chirurgicales ont
quelque chose de déconcertant et de navrant. Quand on a compté
sur un succès, et nous avions le droit de le faire, une pareille
catastrophe est bien décevante. Elle nous découragerait à tout
jamais, si nous n'avions la consolation de pouvoir nous rendre
cette justice que nous avons fait notre devoir et tout notre devoir.
Puissions-nous le dire toujours dans des cas aussi malheureux,
pour qu'au moins notre conscience n'ait rien à nous reprocher.

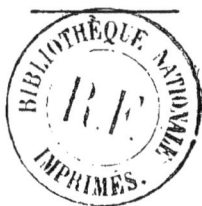

VARIOLE ET GROSSESSE

Messieurs,

Si l'on doit être opportuniste, politique à part, c'est certainement quand on est professeur de clinique obstétricale. Je veux
dire par là, qu'on doit saisir les occasions qui se présentent d'étudier une question quand on a les éléments en mains.

C'est dans cette pensée que nous avons cru qu'il serait intéressant pour vous de voir traiter, au milieu de l'épidémie que nous
traversons, le sujet de l'influence de la variole sur la grossesse.

Vous auriez pu voir, en effet, et quelques-uns d'entre vous ont
vu, ces jours passés, une femme en travail, évacuée du pavillon 4
où elle était soignée d'accidents syphilitiques secondaires et, pour
spécifier, de plaques muqueuses à l'anus. M. Terras, notre interne,
l'a délivrée à l'aide du forceps. Je vous ai fait même remarquer
la conformation singulière de la tête de l'enfant, dont nous retrouverons l'histoire dans une autre leçon. Cette femme avait, le
soir de son accouchement, une forte fièvre qui continua jusqu'à
son évacuation chez les varioleuses, où elle est encore en ce moment, atteinte d'une variole assez discrète. L'enfant avait succombé le troisième jour. Il est certain qu'elle était en période
d'incubation de la petite vérole quand on nous l'a envoyée ;
comme elle était à terme, d'une part, et que, de l'autre, son
enfant est mort d'une hémorragie méningée, nous ne pouvons en
tirer aucune conclusion à propos de la variole compliquant la fin
de sa grossesse.

Mais nous avons une statistique, prise avec grand soin par M. Terras, dans le service des varioleuses, où nos observations, encore que peu nombreuses (elles sont au nombre de 19), nous permettront d'aborder quelques points importants de cette question pleine d'actualité.

Ce n'est point sans raison que, de tout temps, on a considéré l'influence de la variole sur la grossesse comme des plus fâcheuses et d'une valeur pronostique des plus graves. Mais si tout le monde se met d'accord sur ce point, les modernes comme les anciens, quoique peut-être différant sur la mesure de cette gravité, il reste, sur le pourquoi, quelques points d'interrogations qui ne sont pas encore nettement élucidées, par exemple la cause de l'avortement, et qui se recommandent à toute la sagacité des observateurs.

Ce que tout le monde admet, c'est que de toutes les fièvres éruptives et peut-être de toutes les maladies aiguës, y compris la pneumonie, la variole est celle qui est la plus fatale à la mère et au fœtus ; 52.60 0/0 des cas recueillis dans notre hôpital, sans doute à raison de la forme grave de l'épidémie, sont des décès maternels, et 73 0/0 si l'on envisage le sort des fœtus.

Barthélemy avait observé, en 1881, que si la grossesse était avancée la mère courait 60 risques p. 100 de succomber et très peu de temps après l'accouchement.

Les statistiques brutes qui comprennent toutes les formes de la maladie donnent des chiffres moins élevés, les varioles discrètes compensant les varioles graves. Mais le nombre des décès s'élève encore à 37.86 0/0, c'est la moyenne des quatre suivantes :

Queirel.	19 cas	10 décès
Charpentier. . . .	92 —	34 — (réunion de plusieurs cas pu-
San-Gregorio (Milan).	72 —	26 — bliés dans son ouvrage).
Barthélemy.	23 —	8 —
Total.	206 cas	78 décès.

Soit 37.86 0/0.

L'accord se fait aussi, parmi les auteurs, sur la provocation fréquente de l'avortement ou de l'accouchement prématuré :

Queirel	19 cas	4 avortements
Charpentier	92 —	40 —
San Gregorio.	72 —	31 —
Talamon.	24 —	14 —
Richardière	13 —	6 —
Couremenos.	28 —	7 —
Roger.	25 —	7 —
Barthélemy	23 —	11 —
Total	296 cas	130 avortements.

Presque 44 0/0, exactement 43.90 0/0.

Si l'on constate que ces statistiques sont assez différentes, cela tient à ce que, dans les épidémies qui en ont donné les éléments, la forme de la maladie affectait une gravité différente aussi. Celle que nous venons d'observer, par exemple, était surtout hémorragique et voilà pourquoi notre relevé est plus noir que les autres.

Vous voyez déjà, Messieurs, que la variole est une complication redoutable pour la grossesse ; mais ces statistiques brutes, globales, ne sauraient vous donner une juste idée du rapport quelquefois excessif de la mortalité et de l'interruption fatale de la gestation dans toutes les formes de la maladie.

En effet, ces chiffres comprennent des cas bien différents relativement à l'intensité de l'affection et c'est ainsi que ces deux résultats : mort de la mère et mort du fœtus, deviennent plus fréquents à mesure qu'on observe des varioles discrètes, cohérentes, confluentes ou hémorragiques.

Je dirai presque que dans les varioles discrètes, le pronostic n'est pas assombri par la gravidité et que l'avortement qui s'y constate plus rarement est sans préjudice pour la guérison de la mère et la terminaison heureuse de l'accouchement.

Dans nos observations nous avons noté l'interruption de la grossesse dans 1/8 des cas.

Mais déjà dans la forme cohérente, si la mère guérit souvent l'avortement y devient plus fréquent.

Statistique Queirel	1 cas	1 avortement
— Roger.	8 —	2 —
Total	9 cas	3 avortements.

ce qui fait un tiers des cas. Mais c'est là des chiffres bien minimes pour établir une proportion. Cela vient de ce que la forme cohérente pure est assez rare et que bien des varioles cohérentes ne tardent pas à devenir confluentes, et dans celles-ci la mortalité pour la mère et l'enfant donne une bien plus grande proportion.

Statistique Queirel	2 cas	2 avortements	2 décès
— Charpentier . . .	34 —	18	— 17 —
— Couremenos . . .	10 —	4	— 3 —
Total	46 cas	24 avortements	22 décès.

Soit 47,8 0/0 de décès.

Soit 52 0/0 d'avortements.

Mais si nous arrivons jusqu'à la variole hémorragique, nous sommes réellement effrayés par cette mortalité, à ce point qu'on peut dire qu'elle est presque toujours mortelle. pour la mère et pour l'enfant.

Statistique Queirel	8 cas	8 avortements	8 décès
— Legroux	2 —	1	— 2 —
— Charpentier . . .	13 —	13	— 13 —
— San-Gregorio. . .	3 —	3	— 3 —
— Roger	4 —	3	— 3 —
Total	30 cas	28 avortements	29 décès.

Soit 96,66 0/0 de décès.

Soit 93,33 0/0 d'avortements.

Et l'on comprendra mieux à présent cette parole découragée de Serres : « Avortement et mort, voilà ce qui nous reste de ce triste nécrologue et ce qui justifie le pronostic terrible de la variole chez les femmes enceintes. »

Nous en tirerons quelque enseignement à la fin de cette leçon.

Messieurs, je vous demande pardon de tous ces chiffres, mais ils étaient nécessaires pour établir d'emblée la gravité de l'affection que nous étudions et dans les conditions que nous l'étudions, c'est-à-dire dans la gestation.

Les auteurs se sont demandé le rapport étroit qui existe entre l'avortement et l'issue funeste de la maladie pour la mère. Je ne crois pas que l'avortement augmente la gravité du pronostic.

Beaucoup des femmes qui avortent ne meurent pas, ce qui est d'observation courante, mais toutes celles qui meurent avortent ou accouchent prématurément. Il n'y a d'exception que pour les cas où la variole évolue tellement rapidement que l'utérus n'a pas eu le temps d'expulser le produit de la conception et dans cette occurrence le fœtus est toujours mort.

Cette question de l'avortement nous intéresse au premier chef, nous autres accoucheurs, et on en a cherché la cause déterminante sans s'arrêter jusqu'ici à rien de décisif.

S'il est vrai, comme le dit mon éminent maître et ami, le professeur Pinard, « qu'il paraît certain qu'on n'a trouvé, en aucun cas, de lésions du placenta ou des membranes », cette constatation ne saurait être acceptée que pour les lésions macroscopiques.

S'il est vrai que, dans la pluralité des cas, la métrorragie n'est qu'un symptôme de l'avortement plutôt qu'elle n'en est la cause, il faut en excepter les cas de variole hémorragique, dans lesquels des suffusions sanguines se montrent sous la peau ou sous les muqueuses et donnent lieu à des épistaxis nasales et utérines ; et il me semble plausible d'accepter le décollement de l'œuf par ces sortes d'hémorragies ? Je n'en veux pour preuve que la sortie en bloc d'œufs de 5 mois et au-delà.

Dernièrement le professeur Pinard citait un cas d'hémophilie où il fut impossible de préciser la cause d'un accouchement prématuré, soit par l'interrogatoire de la femme, soit par l'examen des annexes. Mais dans l'hémophilie, comme dans la variole, n'est-ce pas le sang qui peut être incriminé ?

Dans les cas non seulement d'avortement, mais d'accouchement prématuré et même à terme où l'œuf sort intact, en bloc, nous pensons qu'il y a toujours altération des liens utéro-placentaires qui prépare, en quelque sorte, ou du moins facilite le décollement. Les recherches microscopiques, entreprises sur notre initiative, par notre ancien chef de clinique, le docteur Dumon, quoique peu nombreuses encore, semblent confirmer cette manière de voir. Mais je le répète, ces lésions ne sont point incompatibles avec le décollement par hémorragie; bien au contraire, et elles seraient plutôt comparables à celles qui, dans l'albuminurie gravidique, produisent ces foyers sanguins dus à l'extravasation, à l'infiltration du sang et à l'altération secondaire des capillaires des villosités choriales. On sait que ces épanchements, ces hématomes, peuvent acquérir un volume tel qu'ils constituent une des complications les plus graves de la grossesse. Je veux parler du décollement prématuré du placenta normalement inséré. Du reste la constitution normale du placenta ne fournit-elle pas l'exemple d'une hémorragie en quelque sorte physiologique, circonscrite directement par des cellules fœtales ?

Vous ne trouverez donc pas étonnant que nous laissions de côté les causes, à notre avis, banales qu'on a invoquées, telles que l'hyperthermie et la rachialgie. La saturation du sang artériel par l'acide carbonique a été aussi invoquée pour expliquer les contractions utérines prématurées. Brouardel était de cet avis, Chambrelent, de Bordeaux, y ajoute, nous semble-t-il, une trop grande créance ; car fondée sur l'expérimentation de Brown-Séquard pour expliquer la cause déterminante de l'accouchement, cette théorie n'a pas été confirmée par l'expérience clinique et vous savez, d'autre part, que le fœtus n'a pas besoin, pour suffire à son hématose, du même coefficient d'oxygène que l'enfant déjà venu au monde. Nous admettons aussi une autre cause plus en harmonie avec les données modernes sur les fonctions hématiques du placenta et qui vient éclairer, au point de vue clinique, la transmission de la variole de la mère au fœtus. Qu'il y ait des cas de variole congénitale, intra-utérine, cela n'est pas douteux. L'observation rigoureuse le prouve surabondamment et l'on est bien forcé d'accepter ces faits, malgré la difficulté de les interpréter et malgré les obscurités qui règnent encore sur le processus qui les produit.

Il existe une loi, appelée Brauell-Davaine, qui pourrait bien être aujourd'hui moins absolue qu'on ne le croyait encore ces dernières années, jusqu'à la thèse de Chambrelent (1883). Cette loi consacrait la supériorité du filtre placentaire, comme s'opposant au passage dans les villosités choriales des éléments figurés, contenus dans le sang maternel, la bactéridie charbonneuse en particulier. Mais cette loi consacrait aussi, d'autre part, la réalité de l'impuissance des liquides, chargés de toxines microbiennes, de communiquer au fœtus la maladie infectieuse de la mère. Il fallait que les microbes passassent dans le sang fœtal pour reproduire les mêmes désordres constatés chez la mère. C'est ce que Charrin appelle l'*hérédité directe*. Si du sang filtré par le placenta n'infecte pas le fœtus ou ne le rend pas indemne, c'est que celui-ci n'a pas reçu l'imprégnation. Il manque à son organisme la présence d'éléments figurés, qui se sont arrêtés dans le placenta maternel exclusivement. Mais il n'en est plus ainsi si les micro-organismes peuvent y entrer avec effraction, en un mot si le placenta fœtal, si les villosités choriales ne sont point en parfait état d'intégrité. Et alors Malvoz semble mettre tout le monde d'accord en expliquant les défaillances de la loi d'arrêt, par une altération préalable des villosités, déchirures plus ou moins importantes, plus ou moins apparentes. Certes c'était une explication : quand la maladie se communiquait de la mère au fœtus, déchirure placentaire, passée inaperçue ; quand elle ne se communiquait pas, intégrité du placenta.

Vous avouerez, qu'en tout cas, c'était une explication *a posteriori* et qu'elle était peu scientifique. Aujourd'hui, nous en avons de fondées sur une étiologie plus positive,

Dans une telle question, si l'on peut négliger les résultats négatifs comme ne pouvant rien ou pas grand'chose, il n'en est pas de même des résultats positifs et c'est à prouver la réalité et la fréquence de ceux-ci que plusieurs savants se sont employés et avec succès, du moins nous le croyons.

Avec le temps, l'expérience et l'étude pratique des cultures, on a pu se convaincre que la bactéridie du charbon avait été mal choisie pour étayer la loi, séduisante d'ailleurs, de Brauell-Davaine. Si, en effet, ce micro-organisme trop gros ne passait pas par osmose dans la villosité choriale, d'autres, plus petits ou plus agités, traversaient le double revêtement qui isole cette villosité du lac sanguin dans lequel elle baigne ; le microbe du choléra des poules, par exemple, qui a servi à Chambrelent pour démontrer juste le contraire de ce qu'avait dit Davaine, à savoir la possibilité du passage sans effraction de quelques éléments figurés dans le placenta fœtal.

Ceux-ci, d'ailleurs, y sont toujours en petit nombre, surtout comparés à ceux que l'on trouve dans le sang de la mère et c'est ce qui explique l'incertitude qui a régné si longtemps sur cette question. L'examen direct, il faut bien le dire, est très difficile, mais nous avons heureusement un réactif des plus sensibles pour révéler et attester la présence des microbes dans une humeur, c'est l'inoculation de celle du fœtus à des animaux sains, c'est la méthode des cultures dont les résultats positifs reproduisent l'infection maternelle. Quand on fait l'autopsie d'enfants morts *in utero*, on trouve déjà leurs organes splanchniques intéressés et présentant des lésions dues à l'infection microbienne. Or, c'est par le sang fœtal qui charrie les bactéries puisées dans le sang maternel que se produisent, que se transmettent ces lésions pathologiques. Et le cas qui nous occupe ne saurait faire une exception à la loi Pasteur : que, dans les maladies à microbes, la virulence est fonction exclusive du microbe. Bollinger, en voulant confirmer la loi Bauell-Davaine, est venu apporter un argument nouveau en faveur de la perméabilité du placenta. Il a démontré, d'une façon plus claire et plus précise encore que ses devanciers, que c'était bien les bacilles eux-mêmes qui renferment le contage et non les liquides du sang, puisque le fœtus qui est privé des bacilles ne donne que des inoculations négatives. D'où il faut conclure que quand les inoculations sont positives, et les expériences de Strauss et Chamberland prouvent qu'elles le sont souvent, c'est bien que le sang du fœtus renfermait des bacilles. Il ne reste, pour expliquer cet ordre de fait, que la déchirure placentaire, toute hypothétique, si l'on ne veut pas admettre la perméabilité de l'organe intact.

Si nous voulions entrer dans plus de détails, nous dirions que d'autres microbes que ceux du charbon, d'autres organismes que ceux de la variole ont été l'objet d'études de chercheurs consciencieux, de Netter pour le pneumocoque, de Marchand, pour le charbon ; de Chantemesse et Widal et d'Eberth, lui-même, pour le microbe qui porte son nom, et enfin, de Roger et Weil qui auraient trouvé le véritable micro-organisme propre et spécial à la variole ; études confirmatives de la preuve de leur passage à travers le placenta fœtal intact. On peut se demander si l'infection variolique du fœtus ne serait pas due au passage d'un aérobie, avide d'oxygène, qui envahirait rapidement le sang ?

De toutes ces recherches délicates, il faut retenir ceci : qu'elles expliquent les différences que nous rencontrons en clinique et leur apparence contradictoire, soit de la variole transmise au fœtus d'une façon appréciable, *in utero*, soit de la variole transmise, manifeste, seulement après la naissance, la période d'incubation commencée dans le sein maternel, soit enfin de l'immunisation du fœtus, en quelque sorte inoculé faiblement et, tout cela serait conforme à la doctrine et à la pratique de Chauveau et par conséquent résulterait de la variabilité des doses microbiennes intra-utérines. Enfin, la non-immunisation de l'enfant qui peut se démontrer par les résultats positifs d'une vaccination, quelques jours après la naissance. Il va sans dire que les premiers seront réfractaires à la variole et à la vaccine. C'est ce que nous avons constaté, ces jours ci, chez une de nos femmes grosses qui avait eu une variole discrète au cinquième mois et dont l'enfant a été vacciné sans succès, et en même temps nous avons vu une des femmes qui a accouché à terme, malgré une variole au neuvième mois, donner le jour à un enfant vacciné avec succès quelques jours après sa naissance. On peut dire que si le premier de ces nouveau-nés a subi la loi commune de l'hérédité, comme l'entendait Charrin, le second n'a fait exception que parce que sa mère, comme dans les syphilis de la fin de la grossesse, n'a pas eu le temps de le contaminer ou plutôt de l'immuniser.

Nous conclurons donc que c'est par la transmission au fœtus du microbe, encore inconnu ou peu connu, de la variole, lequel détermine des phénomènes septicémiques et des lésions placentaires microscopiques, que l'on doit expliquer l'avortement.

Quoi qu'il en soit, nous observons cet avortement à toutes les périodes de la maladie et aux divers âges de la grossesse, avec une égale fréquence et il nous semble que l'on n'est pas autorisé à affirmer que l'âge de la grossesse influe sur le double pronostic de son interruption ou de la gravité de la maladie.

Parmi nos malades, l'une d'elles a avorté à 6 mois de deux jumeaux, avec placenta unique. Aucun des fœtus n'avait de traces de variole, mais il faut que vous sachiez que, des deux jumeaux, dans d'autres cas, un seul peut avoir reçu la contamination. Fumée, de Montpellier, en a publié un exemple, Kaltenbach cite une observation d'une grossesse trigémellaire où deux fœtus furent atteints de la variole et le troisième fut indemne. Ceci s'est observé aussi et plus nettement dans les expériences de Straus et Chamberland. En effet, voici le résumé de leur vingt-quatrième : femelle cobaye pleine, inoculée avec culture virulente, le 9 décembre, à 5 heures du soir. Morte du charbon le 11 au matin, autopsie à 11 heures L'utérus contient deux fœtus. Les trois flacons de bouillons ensemencés avec le sang de l'un des fœtus demeurent stériles ; les trois flacons ensemencés avec le sang de l'autre fœtus ont cultivé tous les trois.

Vous n'ignorez pas que les femelles de quadrupèdes ont une matrice bicorne et pour que de pareils résultats soient obtenus, il faut qu'il y ait deux œufs. De même chez la femme, ce résultat d'un seul enfant atteint ne peut s'observer que dans les grossesses bivitellines. Enfin, il n'est pas nécessaire que la mère ait elle-même la petite vérole pour que le fœtus la contracte *in utero*. Si l'on en croit les auteurs, l'illustre Mauriceau naquit avec des stigmates de variole, alors que sa mère indemne soignait peu avant la naissance du célèbre accoucheur son frère atteint de cette maladie.

Blot et Devillier ont cité des cas semblables. Chaigneau rapporte le cas d'une fille de salle des varioleuses qui, au huitième mois, accoucha d'un enfant présentant des pustules varioliques quoiqu'elle-même n'ait pas eu la variole.

Chantreuil nous donne une observation doublement intéressante, en ce sens qu'il s'agit d'une grossesse gémellaire où un
seul fœtus avait la variole, la mère ne l'ayant pas elle-même.

De pareils faits sont d'une explication difficile ou au moins
confuse. Il faut les accepter et les enregistrer en attendant que la
science expérimentale nous fournisse d'autres raisons que des hy-
pothèses. Même difficulté pour expliquer le fait suivant, publié
par Legros : une femme avorte à 5 mois d'un fœtus couvert de
pustules varioliques, la mère n'en portant pas de traces. Elle
avait été vaccinée, mais elle avait eu des rapports 5 mois avant
son avortement avec un convalescent de variole !... Comment a-
t-il pu se faire que l'enfant seul ait été infecté et que cette infection ovulaire ait respecté la mère ? Messieurs, tous ces cas sont
des raretés. Il est bon cependant de les connaître, ne fût-ce que
pour ne pas en être surpris quand on les rencontre dans la pratique et ne pas croire qu'on soit les premiers à les avoir vus !
Mais ce qu'il faut retenir, c'est la gravité de la variole et du résultat obstétrical. Il faut surtout chercher à atténuer cette gravité,
puisque l'avortement est en raison directe de l'intensité de la
maladie et de la forme de l'éruption. Il n'est qu'un moyen de le
combattre cet avortement, c'est d'obtenir des petites véroles discrètes, en vaccinant et revaccinant toutes les femmes enceintes à
la première menace d'épidémie ou quand accidentellement elles
sont en contact direct ou même éloigné avec des varioleux. Il est
prouvé par des chiffres authentiques et des statistiques contrôlées
que la revaccination positive met à l'abri de la contagion et que
dans les cas exceptionnels où elle s'effectue, malgré ce préservatif, la variole est toujours plus discrète et par conséquent moins
abortive.

Messieurs, nous avons traité la question plus en accoucheur
qu'en médecin, vous ne m'en voudrez pas, puisque vous êtes ici
pour parfaire votre éducation obstétricale.

OBSERV. Nos	AGE de la grossesse	ÉVOLUTION		
V	3 mois	Avortement	Décès.	
XI	4 —	—	—	
VIII	5 —	—	—	Expulsion de l'œuf entier.
XVIII	5 —	—	—	
X	5 — 1/2	—	—	Procidence du bras et du cordon Morte pendant l'avortement.
IX	6 —	—	—	Hémorragie de la délivrance.
XII	6 —	—	—	Deux jumeaux. Placenta unique.
I	7 —	Acc. prémat.	—	Enfant né vivant, mort en quelques heures. Hémorragie. Délivrance artificielle. Massage de l'utérus. Injection intra-utérine chaude. Ergotinine. Hémorragie persistante malgré tout. Mort en deux heures.

8 cas de variole hémorragique — 8 interruptions de la grossesse.

OBSERV. Nos	FORME de la variole	AGE de la grossesse	ÉVOLUTION		SUITES
			Avortement	Évolution normale	
IV	Discrète	2 mois	A		Deux avortements antérieurs de cause indéterminée. Curage digital. Guérison.
XV	Discrète	2 — 1/2		E. N.	Guérison.
XIII	Confluente	3 —	A		Décès.
VI	Confluente	4 —	A		Décès par broncho-pneumonie-variole.
VII	Discrète	5 —		E. N.	Guérison.
II	Cohérente	6 —	A		Guérison.
XVII	Discrète	6 — 1/2		E. N.	Guérison.
XVI	Discrète	7 —		E. N.	Guérison.
XIV	Discrète	8 —		E. N	Guerison.
III	Discrète	9 —	Acc.norm. terme		Guérison.
XIX	Discrète	9 —	Acc.norm. terme		Guérison.

11 cas : 4 avortements à 2 mois, 3 mois, 4 mois et 6 mois de varioles graves. — 7 cas où la grossesse n'a pas été interrompue : variole discrète.
2 enfants nés à terme vivants : IV, bien portant sans trace de variole. XIX, sans trace apparente de variole, vacciné avec succès.
2 décès variole confluente, 3 et 4 mois, 2 avortements.

DE L'AVORTEMENT

I

Messieurs,

Nous venons d'avoir depuis le commencement de cette année, c'est-à-dire depuis un peu plus d'un mois, 8 avortements à observer, ou plutôt 7 femmes entrées pour cet accident, après avoir expulsé le produit de la conception à des âges différents de la grossesse, et une seule dont l'avortement s'est effectué sous nos yeux.

Je veux saisir cette occasion pour étudier avec vous cette terminaison hâtive et fâcheuse de la grossesse, et je suis heureux, tout en étant navré de constater la fréquence de ces fausses couches, de pouvoir y trouver les éléments d'une exposition des symptômes, de la marche et des complications de l'avortement.

Nous avons eu, en effet, chez nos femmes :

2 avortements au 6e mois.
4 — — 3e —
1 — — 2e —
1 — — 1er mois et demi.

Sur ces 8 femmes, il y a eu 2 morts, ce qui vous prouve tout de suite qu'il ne faut pas considérer l'interruption de la grossesse, accidentelle ou voulue, comme exempte de dangers. Est elle fréquente?... Si vous répondez en songeant à ce que vous voyez journellement dans les hôpitaux, votre réponse sera affirmative ; mais si vous avez l'impression de cette fréquence, il vous sera difficile de préciser sa proportion avec les accouchements normaux. On l'a appréciée, dans les classiques, à 1 avortement sur 5 ou 6 grossesses. Je le crois plus fréquent, cet avortement, si l'on pense que beaucoup d'accidents échappent à notre observation, soit que les femmes veuillent les cacher, soit que, pour si peu, elles n'entrent point en gynécologie ou à la Maternité.

Je crois aussi, malgré l'opinion de M. Lachapelle, que les avortements des premiers mois et surtout des premières semaines de la gestation sont de beaucoup ceux qui se montrent, ou plutôt se dissimulent, le plus souvent, sans vouloir insister ici sur l'avortement provoqué, c'est-à-dire criminel. Aussi, sur les 8 femmes, 7 ne sont-elles entrées dans le service que poussées vers nous par crainte de complications graves.

Voyons d'abord les 2 cas d'avortement au 6e mois : vous savez que jusqu'au 7e mois (180 jours) légalement l'enfant n'est pas viable ; s'il naît après cette époque, il est déclaré viable, et il n'est plus alors question d'avortement, mais bien d'accouchement prématuré.

Je vous dirai que plus on s'éloigne du terme de la grossesse et plus le travail diffère de celui de l'accouchement normal ; plus au contraire l'avortement se rapproche du 7e mois, plus il ressemble à un accouchement prématuré.

La grande différence est dans les temps de la parturition et dans leur importance relative. Vous savez que le travail est caractérisé par deux périodes, qui se succèdent à quelques minutes d'intervalle : expulsion du fœtus, expulsion des annexes ; soit accouchement d'abord, délivrance ensuite.

Nos deux femmes qui ont avorté au sixième mois, non révolu, ont expulsé d'abord le fœtus facilement, sans accommodation nécessaire, sans présentation connue ; la délivrance s'est faite ensuite, avec une hémorragie pour l'une d'elles, une demi-heure après la sortie du placenta. J'ajouterai que les deux fœtus étaient morts et macérés.

De ces deux femmes, l'une était syphilitique, l'autre avait subi un traumatisme sur le ventre ; chez l'une et chez l'autre, l'enfant était mort plusieurs jours avant dans l'utérus, et, corps étranger, il avait provoqué des contractions qui l'avaient expulsé Ce processus est un des modes fréquents de l'avortement, surtout dans la syphilis, ainsi que je vous l'ai dit et que je vous en ai montré bien souvent des exemples.

Bien différente a été la marche de l'avortement dans les six autres cas : notons d'abord que, chez la femme Ipare, qui est entrée, le 3 janvier 1905, au troisième mois de sa grossesse et qui avait eu, depuis la veille, des coliques et une légère perte de sang, on a pu voir le col s'entr'ouvrir sans être effacé et présenter un caillot à l'orifice : puis, après une nuit, où l'écoulement du sang a été modéré, de véritables contractions utérines, intermittentes et régulières, se sont établies, et la femme a expulsé un œuf entier de la grosseur de celui d'une poule. Le soulagement a été immédiat après l'expulsion et l'hémorragie s'est arrêtée.

Tel est, messieurs, ce qu'on appelle l'avortement en un seul temps, l'avortement en bloc, le plus heureux du reste, car la perte s'arrête tout de suite, l'utérus reste vide et contracté, et quelques jours de repos et de propreté génitale suffisent à rétablir la malade.

Mais il n'en est pas toujours ainsi. et dans les quatre cinquièmes des cas l'avortement se fait en deux temps quand il a lieu au troisième mois. Plus on se rapproche au contraire du début de la grossesse. plus on a de chance de le voir se faire, comme dans l'exemple précédent, en un seul temps. Quelquefois. c'est un gros caillot qui tombe brusquement dans le vase sur lequel s'accroupit la femme qui croit devoir satisfaire un besoin, après avoir perdu du sang pendant quelque temps et avoir eu de fortes coliques dont elle apprécie mal le caractère. Elle a la sensation de quelque chose qui veut sortir et dont il lui semble qu'elle se débarrassera en poussant, et le caillot contenant l'œuf sort en bloc.

Qu'est ce que c'est que ce caillot ? Qu'est-ce que c'est que cet œuf ? Le caillot est le sang coagulé qui s'est épanché dans les mailles de la caduque et qui a décollé l'œuf, décollement qui se fait au niveau de l'insertion de la caduque réfléchie sur la pariétale et qui donne à cet œuf, lavé de ces caillots qui l'entourent, l'aspect d'une petite bourse ou d'un petit sac surmonté d'une aigrette ; quant à l'œuf lui-même, il est formé, de dehors en dedans, d'une enveloppe rouge, veloutée, déchirée par places : c'est le chorion ; et vous voyez au dessous une membrane grisâtre, lisse et luisante, c'est l'amnios. Vous pouvez constater par transparence qu'il contient du liquide, et dans ce liquide nage le petit fœtus ou l'embryon, quelquefois rien du tout Dans ce dernier cas on appelle cela un œuf clair, c'est à-dire, comme chez les poules privées de coq, un œuf non fécondé. Ne donnez pas dans cette erreur, messieurs. S'il n'y a rien dans l'œuf clair, il y a eu quelque chose, et ce quelque chose c'était un embryon qui s'est résorbé, parce que, mort d'abord, il s'est fondu, en quelque sorte, dans le liquide amniotique.

A un âge moins avancé encore de la grossesse, après un retard chez la femme de quelques semaines, 2 à 3, vous pouvez ne pas trouver cet œuf, perdu dans les caillots qu'elle rend ou qu'elle a déjà rendus avant notre arrivée ! A la marche de l'hémorragie, vous pourrez tout de même diagnostiquer l'accident, car la perte de sang s'arrêtera brusquement après la sortie d'un caillot plus ou moins gros, que j'appellerai le caillot majeur, et vous pourrez dans ce caillot, en le dissociant sous un filet d'eau, retrouver le corps du délit, c'est-à-dire un petit œuf, se présentant à vous sous forme d'un petit oursin ou d'une de ces houppettes à poudre de riz, grosses comme une cerise : alors, dans l'eau, aux franges du chorion, vous reconnaîtrez qu'il y a eu avortement, vous contrôlerez votre diagnostic.

C'est comme cela que se passent les choses à 1 mois, 1 mois et demi et même 2 mois ; seulement l'œuf est plus gros et il n'est pas besoin de préparation pour le diagnostiquer, quand on vous le présente. S'il n'en a pas été ainsi chez notre malade du n° 8, entrée le 5 janvier, c'est que l'avortement avait été provoqué, c'est que l'œuf par une manœuvre criminelle avait été perforé, que l'embryon avait été évacué et que les annexes ne sont sorties que plus tard. Je ne veux pas traiter aujourd'hui de l'avortement

criminel, ni des multiples façons de le pratiquer ; je me bornerai
à vous rappeler que l'article 317 du Code pénal est ainsi libellé :
« Quiconque par aliments, breuvages, médicaments, violences ou
par tout autre moyen aura procuré l'avortement d'une femme
enceinte, soit qu'elle y ait consenti ou non, sera puni de la réclu-
sion. »

J'ajouterai qu'il y a aggravation de la peine pour les personnes
de l'art qui se seraient rendues coupables de pareilles manœuvres :
ce sont les travaux forcés.

Vous voyez ce qu'il faut penser des médecins ou des accou-
cheuses qui se laisseraient aller à commettre une si coupable
action.

Donc, l'avortement de 1 à 3 mois se fait le plus souvent en un
seul temps. Galard et Leblond ont avancé qu'il y avait toujours
manœuvre abortive quand il en était autrement ; s'ils ont trop
généralisé, à coup sûr il en est très souvent ainsi.

A côté de la femme précédente, je vous citerai celle du n° 4,
qui est entrée ici le 22 janvier, et qui. après deux époques où ses
règles avaient manqué, fut prise de fortes coliques avec perte
rouge. Elle rendit, après 3 jours, un gros caillot abortif, puis tout
rentra dans l'ordre.

Quelquefois, avec de vagues douleurs lombaires, il y a une
petite perte, soit aqueuse, ce qui indique toujours que l'œuf est
ouvert, soit couleur chocolat, ce qui indique que du sang épanché
a séjourné assez longtemps dans l'utérus. Bientôt après, la marche
de l'avortement s'accélérera et sera semblable à celle que nous
venons d'indiquer.

A 3 mois, au contraire, vous ai-je dit, l'avortement se fait plutôt en deux temps. C'est, en effet, ce qui s'est passé chez 3 de
nos femmes sur 4. Les époques manquent deux fois, la femme se
doute qu'elle est enceinte ; un jour elle a des coliques et en même
temps une perte de sang. quelquefois une perte sans coliques ;
après plusieurs jours où ces phénomènes n'ont pas toujours attiré
suffisamment l'attention de la malade, celle-ci est prise de fortes
douleurs et expulse un fœtus de grosseur variable, mais recon-

naissable. Parfois les organes génitaux permettent de distinguer le sexe, ce qui prouve bien qu'il a environ 3 mois, et la délivrance tarde au delà du temps normal, je veux dire de la première heure.

Or, si l'hémorragie s'arrête quand l'œuf est sorti en entier, elle continue au contraire tant qu'il y a du placenta dans l'utérus, placenta en partie décollé.

Comme pour la délivrance à terme, si l'arrière-faix n'est pas entièrement décollé, l'utérus ne pourra se contracter en totalité et la perte ne cessera pas. C'est à cela que l'on saura si l'avortement est fait ou fini ou s'il reste encore quelque chose à expulser.

A 3 mois, le placenta est formé et parfaitement délimité. Auparavant, on a dit très justement que l'œuf était tout placenta, et alors c'est la caduque ovulaire seule qui se détache et les débris de la caduque pariétale tapissent encore la paroi utérine ; d'où, si l'asepsie n'est pas parfaite, danger d'infection.

Par tout ce que nous venons d'exposer, nous sommes conduits à examiner maintenant ces deux complications de l'avortement : danger immédiat, ou hémorragie ; danger consécutif, ou infection puerpérale, septicémie.

C'est de septicémie puerpérale que nous venons de perdre une de nos femmes, âgée de 23 ans, entrée le 5 janvier et couchée au n° 3, à la suite d'un avortement de 3 mois.

Voici l'histoire de cette malade : elle avait été frappée au ventre par son mari, un mois avant le début des accidents qui précédèrent la fausse couche. Le 25 décembre 1904, jour de Noël, elle éprouva des douleurs lombaires, supportables cependant jusqu'au 29. Ce jour-là, les souffrances devinrent plus vives et s'accompagnèrent d'hémorragie assez abondante. Le soir, après un accroissement dans le nombre et l'intensité des douleurs, elle expulse un fœtus de 3 mois, au dire de la sage-femme qui a assisté cette parturiente prématurée.

Le placenta n'est pas expulsé, seul le fœtus est sorti ! Du 29 décembre 1904 au 1er janvier 1905, se produisent de nouvelles hémorragies qui affaiblissent la malade par leurs répétitions.

Le 1er janvier, extraction partielle du délivre, injections seulement vaginales.

Le 4 janvier, la perte toujours rouge a une odeur fétide et la malade est prise de frissons intenses et fréquents ; c'est le lendemain seulement qu'on nous l'envoie. Son état est des plus alarmants : visage anémié, blanc comme de la cire, yeux cerclés de noir, respiration accélérée, pouls petit et rapide 120, tension artérielle 11, température 40°. La malade est secouée par des frissons ; le ventre est peu ballonné. mais douloureux à la palpation L'utérus a son fond à trois travers de doigt du pubis. Par la vulve s'écoule un liquide, couleur chocolat dont l'odeur fétide se répand dans la salle. Le doigt introduit dans le vagin rencontre un mélange de liquide sanieux et de lambeaux de membranes issus du col, qui est entr'ouvert et permet de passer deux doigts dans l'utérus. Celui-ci est très gros.

Immédiatement, cela va sans dire, M. Condo fait une injection intra utérine antiseptique à l'aniodol, qui est aussi un désodorant, puis un curage digital qui fait sortir des lambeaux des membranes absolument décomposées.

Traitement général : quinine 1 gr. 50 ; toni-cardiaques (thé, acétate d'ammoniaque) : régime lacté ; champagne, etc Je n'insisterai pas sur le traitement que vous connaissez. ni sur les péripéties de la maladie qui se termina par la mort, le 10 janvier, à 4 heures du matin.

Vous le voyez ! issue du fœtus facile rétention du placenta, putréfaction des annexes retenues, septicémie abortive, mort. Tel est le résumé de ce cas malheureux, et il n'est pas le seul !...

Le 19 janvier, nous recevions une femme de 29 ans, IIIpare, présentant le tableau classique et clinique de la péritonite aiguë : facies plombé, yeux excavés, nez étiré. langue sèche, rôtie, vomissements incessants jaune verdâtre, pas de selles. ventre très ballonné, douloureux, tympanique. Température 39°, pouls dépressible, rapide. filiforme. Malgré tous nos efforts de traitement la mort arrive le lendemain.

Ce cas ne diffère du précédent que par les phénomènes péritonéaux plus accentués, mais qui relèvent aussi de l'infection. Les antécédents, chez ces deux pauvres femmes, avaient été à peu près les mêmes : coliques avec perte rouge. expulsion d'un œuf incomplet qui, chez la dernière, contenait un fœtus de 8 centimètres environ.

L'hémorragie est suspendue, mais tout n'est pas fini, car tous n'est pas expulsé ; et l'on a attendu que les symptômes de péritonite se manifestassent pour diriger ces femmes sur notre service. Si nous avons été impuissants à les sauver, du moins ne sommes-nous pas responsables de leur mort.

Je vous laisse sur cette impression, pour que vous compreniez mieux l'importance de la conduite que nous aurons à tenir en pareils cas, ce que je vous dirai dans la prochaine leçon.

DE L'AVORTEMENT
(suite).

II

MESSIEURS,

Je vais vous parler aujourd'hui encore de l'avortement. Si vous trouvez que c'est une répétition, ne vous en prenez qu'aux faits qui se passent dans le service dont mon enseignement n'est qu'un reflet ou une explication.

D'ailleurs, l'excessive fréquence de cet accident fatal de la grossesse nous fait un devoir d'y insister pour vous tracer de nouveau votre règle de conduite dans les conditions où nous l'observons.

A la fin du mois de février, je vous ai fait une leçon clinique sur 8 cas d'avortement qui s'étaient passés dans le service depuis le 1ᵉʳ janvier de cette année ; aujourd'hui, je vous en apporte encore 10 observations qui serviront de thème à notre entretien de ce jour. Avouez que 18 avortements en 4 mois dans un service de 12 lits, c'est une proportion considérable de ces malades comparées aux autres.

Dans une communication récente à la Société d'obstétrique, de gynécologie et de pædiatrie, Doléris se plaignait du nombre vraiment exagéré des femmes qu'il soignait pour cette maladie, car si la grossesse et l'accouchement sont des fonctions physiologiques, il n'en est pas de même de la grossesse interrompue, et dans un article plus récent encore M Bonnaire commençait ainsi : « A parcourir les salles de nos Maternités, à l'heure présente, on ne peut échapper à une impression pénible, en constatant le nombre excessif des avortements qui les encombrent. »

Oui, Messieurs, cette sensation est doublement triste, d'abord parce que cela va à l'encontre de tout ce que nous tendons, je veux dire, nous les accoucheurs, nous les médecins, nous les philanthropes, nous les Français, pour économiser la vie de nos enfants, et secondement parce qu'il y a là chez ces femmes une déchéance morale, une incompréhension du devoir social autant que du devoir maternel, une conduite qui va tellement à l'encontre des lois de la nature, qu'elle nous effraie encore plus qu'elle ne nous étonne, car nous savons que la plupart de ces avortements ne sont pas spontanés. Sur les 10 cas dont je veux vous parler maintenant, pas un ne s'est produit après le troisième mois de la grossesse et cela correspond à la plus grande fréquence de l'avortement jeune. Si les cas sont plus nombreux, c'est pour deux raisons : la première, c'est que le fœtus, à plus forte raison l'embryon, est plus facile à cacher, à dissimuler, puisque quelquefois il passe inaperçu dans les caillots sanguins ; la seconde, c'est que lorsque la femme a senti remuer, le sentiment maternel s'éveille à cette première sensation et la mère recule devant son crime.

Quoi qu'il en soit, sur 10 femmes avortées, nous avons eu deux primipares une secondipare, d ux tertipares, deux sexipares, deux à la huitième et une à la neuvième grossesse. Quand j'ai dit que nous avions observé 10 cas d'avortement, j'aurais dû dire « suites d'avortement », car une seule fois nous avons trouvé le fœtus.

Eh bien, la plupart du temps, c'est ce que vous observerez ; on vous fera appeler pour une hémorragie, pour des coliques accompagnées de pertes de sang, mais surtout parce qu'on sera effrayé de la continuité, sinon de l'abondance de l'hémorragie, ou bien, l'hémorragie, peu ou prou, sera arrêtée et alors ce sont des accidents fébriles, disons septiques, qui motiveront votre appel.

Ce sont là, en effet, les deux complications de l'avortement dont je vous ai parlé pièces à l'appui, ce sont encore d elles que je veux parler en ce moment surtout au point de vue de la *conduite à tenir*. Vous pensez bien qu'il ne peut être question du traitement prophylactique, si ce n'est prophylactique de la septicémie.

Certes oui, on peut quelquefois enrayer les accidents qui préparent l'interruption de la grossesse Non seulement par un traitement général, comme dans la sy₁ hilis, l albuminurie et autres états généraux qui tuent le germe avant son développement complet, mais encore dans les cas d'accidents, de manifestations locales bornées à la sphère génitale. En cherchant à enrayer l'hémorragie d'une part et à arrêter la contraction utérine de l'autre, par le repos, le laudanum, l'eau chaude et en combattant la constipation, on peut voir des grossesses un moment compromises, continuer leur cours jusqu'à terme.

Ainsi que l'ont très bien mis en lumière Jacquemier et Garimond, ainsi que l'a répété tout récemment Bonnaire, les trois grands processus pathogéniques de l'avortement sont : la mort du fœtus, de l'œuf, l'hémorragie qui le décolle et l'éveil des contractions utérines qui l'expulsent. Ce n'est pas que ces trois facteurs ne se rencontrent ensemble et ne se combinent aussi, mais le début, la mise en train si vous voulez, de l'acte expulsif reconnaît toujours une de ces trois causes primordiales.

Contre la mort de l'œuf, le traitement général préventif peut agir certainement ; si l'on est consulté à temps, et surtout, si l'on connaît l'état pathologique de la femme dès le début ou encore avant la conception, comme dans la syphilis. Contre les autres causes, si nous sommes prévenus par ce qui s'est passé dans des grossesses antérieures, nous pourrons encore lutter efficacement ; mais le plus souvent les accidents nous surprendront et notre traitement sera impuissant.

Les vaisseaux qui courent dans la muqueuse utérine, devenue caduque, sont très ténus, très friables ; quelque rupture de villosités suffit à produire un petit épanchement de sang qui décollera l'œuf ; si l'accident se produit tout à fait au début de la gestation, ou plus tard si la rupture est plus importante ; le sang épanché dans la caduque, ou entre celle ci et la paroi musculaire de l utérus, ou même dans la cavité de l'œuf dont il aura forcé la clôture et déchiré les enveloppes fragiles, décollera les adhérences vasculaires et compromettra la vitalité du germe ; d'où celui-ci, étranger, provoquera des contractions utérines, qui, finalement, l'expulseront. Si l'œuf est intact, il peut être énucléé et ses enveloppes peuvent résister ; si, au contraire. celles-ci sont déchirées, l'embryon sortira seul. et les annexes, le placenta à 3 mois la caduque et les enveloppes fœtales, mais surtout la caduque utéro-placentaire ne seront qu'en partie détachées, et leur adhérence non encore vaincue entretiendra l'hémorragie par l'ouverture des sinus utérins, là où elles sont déjà décollées.

Et l'on a bien fait de dire que, dans l'avortement, la sortie du fœtus n'était rien, et la délivrance, car c'en est une véritable, était de première importance, autrement dit, le fœtus ne vous donnera jamais de difficulté, ni de préoccupation, au point de vue de sa sortie s'entend. alors qu'il y aura, au contraire, rétention des annexes. C'est autour de cette rétention que vont évoluer les deux complications dont je vous parlais en commençant, l'hémorragie qui doit tout de suite vous dicter votre conduite et que vous devez arrêter, la septicémie que vous devez prévenir.

Or sachez d'abord que dans tout avortement fini, l'hémorragie s'arrête ; mais tant qu'il y a rétention, elle persistera, elle affectera l'allure récidivante et épuisera la malade en préparant le terrain à l'infection.

Que faudra-t-il faire ? Vous savez et vous voyez ce qui se fait ici et vous avez pu constater que nous sommes interventionnistes et que nous réservons l'expectation aux cas où l'écoulement sanguin disparaît et où le thermomètre n'accuse pas une élévation de température chez nos malades.

Consultez mes observations et vous y verrez suivie toujours cette même conduite — je vais vous la résumer d'une façon plus précise et plus technique Quand une malade arrive dans ces conditions : retard des règles. ou suppressions de 2 ou 3 époques menstruelles. perte de sang, la première chose que nous faisons, c'est de lui donner une injection à l'aniodol chaude, très chaude si la perte est abondante, en même temps, il va sans dire qu'on procède à une toilette, je devrais dire plutôt à un nettoyage complet ; secondement, le toucher vaginal explorateur est pratiqué avec des mains aseptiques, le col est recherché et on se rend compte de sa perméabilité. Bien souvent on trouve dans sa cavité des caillots, quelquefois des membranes, des débris de placenta, plus rarement un fœtus ou un placenta entier ; mais quoi que l'on trouve, excepté si un petit fœtus est engagé et le travail récent, par le curage digital on cherche à énucléer ce que contient le col et l'on explore la cavité utérine, avec d'autant plus de soin que la perte a été plus abondante ou plus persistante, ou que l'odeur révèle des lambeaux sphacélés du placenta ou de membranes ; ou encore des caillots organisés, comme dans l'observation de la seconde malade du n° 9. M. Alaize, notre interne, trouva dans le col un caillot dur, reproduisant la forme de la cavité utérine à 2 mois de gestation, caillot entourant une cavité centrale qui pouvait le faire prendre pour un véritable œuf humain. L'examen microscopique a démontré à M. Livon, notre chef de clinique, que c'était bien un caillot sanguin.

Le *curage digital*, le seul que nous employons, est suivi d'une injection intra-utérine antiseptique ; quelquefois, quand il y a de l'odeur, et cette odeur est vraiment infecte et écœurante, on fait un écouvillonnage avec de la glycérine créosotée à 50 p. 100, puis, tout rentre dans l'ordre si l'on a soin de soutenir la femme et de la réconforter par quelques toniques appropriés à son état. Nous soutenons le cœur par des injections hypodermiques de caféine, nous relevons les forces en cas de dépression par des excitants diffusibles, enfin, quelquefois, nous employons les injections sous-cutanées de sérum quand le pouls est petit, rapide, fréquent, ce qui indique toujours que la femme a perdu beaucoup de sang.

Chez une de nos malades, celle qui est encore couchée au n° 1 et qui est bien en ce moment, et chez laquelle des accidents pulmonaires ont vraisemblablement précédé l'avortement, nous avons agi ainsi ; mais nous nous sommes attachés surtout à combattre et à soigner la pleuropneumonie qu'elle présentait en entrant ici ; la fausse couche passait au second plan, car vous n'ignorez pas combien fréquente est l'interruption de la grossesse dans la pneu

monie, et au point de vue médical, je ne saurais trop vous engager à lire le chapitre consacré à ce sujet par Grisolle, dans son
Traité de pathologie interne, où il y a d'excellentes choses et que
votre génération délaisse ou même ignore un peu trop. Sachez,
Messieurs, que si la microbiologie est une science récente dont je
suis loin de méconnaître l'importance et les bienfaits, la clinique
est de tous les temps et que la lecture des grands cliniciens français, même anciens, vous apprendra toujours quelque chose qui
n'est pas à dédaigner ni même à négliger.

Voilà donc notre traitement de l'hémorragie, de la rétention
placentaire abortive, qui est en même temps préventive de la septicémie. Et pour lutter contre celle-ci nous continuons les injections intra-utérines antiseptiques tant qu'il y a de la température.
Nous pouvons résumer exactement notre conduite en deux mots :
curage digital et injections intra-utérines chaudes et antiseptiques. Pour pratiquer celles-ci, je me sers d'aniodol, parce que
cet antiseptique n'est pas toxique et qu'il faut faire des injections
abondantes et quelquefois répétées, mais je ne bannis pas les
antiseptiques mercuriels, à condition de ne pas les continuer trop
longtemps et à des doses fortes. Vous avez vu, en effet, deux de
nos malades présenter des vomissements et des stomatites mercu-
rielles, qui sont le début de l'intoxication.

Par tout ce que je viens de dire, vous pouvez conclure que nous
ne nous servons ni du tamponnement, ni de l'ergot ou de ses
dérivés, ni de la curette pour vider l'utérus.

Trois exemples vont nous en donner la raison, à défaut de ce
que nous a enseigné une pratique déjà longue que vous n'avez pu
nous voir employer suffisamment longtemps, puisque vous ne
passez que très peu de temps dans notre service. Je bannis l'ergot
de seigle, parce que, même dans ces cas-là, il vous rendra de
mauvais services, et j'insisterai seulement sur ce point que si cet
agent médicamenteux provoque des contractions de la fibre musculaire utérine, cette contraction n'est pas élective sur la fibre du
corps utérin, mais aveugle et agit aussi bien, ou aussi mal, si
vous voulez, sur les fibres du col et en provoque la fermeture

prématurée. L'ergot n'a jamais rien fait autre que d'emprisonner
les caillots ou les fragments placentaires dans la cavité utérine et,
s'il arrête l'hémorragie, ce qui est contestable, il prépare du
moins la septicémie. J'en dirai autant de ses dérivés : l'ergotine
et l'ergotinine.

Quant au tamponnement, il y a longtemps que nous l'avons
banni de notre pratique et vous trouverez dans nos observations
deux exemples qui vous engageront, j'aime à le croire, à nous
imiter. Parmi les 10 femmes qui font l'objet de cette leçon, 4 sont
arrivées exsangues, avec ce facies anémique, à teint jaunâtre des
grandes cachexies : eh bien, il y en avait justement 2 de celles-là
qui nous sont venues tamponnées. M. Alaize a dû enlever le tampon vaginal, avant de faire ce que je vous ai dit ; il a trouvé des
caillots en arrière du tampon, très nombreux et fétides. Chez l'une
de ces femmes, la seule ou il nous a été donné de voir le fœtus
(2 mois et demi à 3 mois environ) il y avait un caillot énorme,
de forme circulaire, il ressemblait à un véritable placenta et était
troué en son milieu. C'est par ce trou, de la largeur d'une pièce
de 2 francs, qu'est sorti le fœtus. Cette malade était couchée au
n° 5, c'était une **VI** pare que vous avez tous pu voir, et qui, grâce
à des soins vigilants, a pu sortir guérie.

L'autre femme était couchée au n° 12, c'était une **III** pare qui
avait une hémorragie durable et abondante, depuis plusieurs
jours, et chez laquelle, en pratiquant le curage digital, on fit
sortir un paquet de membranes altérées.

Avant de vous dire pourquoi nous proscrivons la curette, et
surtout la curette tranchante, encore un mot sur le curage digital.
Il n'est pas toujours facile, et quand l'avortement a lieu au
3e mois, avec un doigt et même deux, on ne peut, encore qu'en
l'abaissant par pression sur l'hypogastre, explorer le fond de la
cavité de l'utérus. Il faut alors introduire d'abord la main dans
le vagin et il faut aussi, si l'on n'a pas affaire à une grande multipare, donner du chloroforme, bien entendu avec précaution, pour
procéder rapidement à l'inspection et au nettoyage de la cavité
utérine. Jadis on reculait devant cette intervention qui du reste,

par l'étroitesse des parties génitales externes, par la contraction du col, insuffisamment ouvert, et par l'état de dépression de la femme, peut rencontrer des contre-indications. Aujourd'hui, quand, pour ces motifs, elle n'est pas possible, au lieu d'attendre patiemment, l'arme au bras je veux bien, c'est-à-dire en faisant des injections simplement, on peut, on doit introduire un petit ballon de Champetier de Ribes, de façon à provoquer le travail et la dilitation du col,en même temps que l'évacuation de l'utérus. Car, dans ces cas-là, le col dilaté après l'action de ce ballon vous permettra d'entrer et quelquefois la femme expulsera le résidu placentaire en même temps que le ballon. Et même quand il n'y aurait pas de danger à se borner à l'expectation armée, il ne faut pas perdre de vue que vous abrégerez par ce système le temps de la maladie, du séjour à l'hôpital,d'une femme qui a souvent un mari et des enfants auxquels son absence prolongée est préjudiciable. Nous compléterons donc notre traitement par l'application, s'il y a lieu, du ballon de Champetier de Ribes.

Je pourrais vous donner les multiples raisons qui m'ont fait, après le professeur Pinard qui conseille le seul curage digital, abandonner et proscrire l'emploi de la curette dans ces cas là ; mais j'aime mieux vous donner un exemple topique dont vous tirerez vous-mêmes la conclusion.

Le voici : M. V..., 25 ans, cuisinière, non mariée, nous est amenée le 22 avril 1905 à 9 heures du matin, dans un état lamentable. Cette femme, qui est à sa première grossesse, était habituellement bien réglée. Depuis le 20 janvier, elle n'a plus eu ses règles. Le mercredi 19 avril, au matin, elle a perdu brusquement des eaux et expulsé des caillots. puis du sang liquide est venu. Elle a seulement alors commencé à souffrir du ventre à des intervalles éloignés et a continué à perdre du sang sans interruption. Elle nous dit, que le 22, les coliques ont augmenté d'intensité, vous pensez bien que c'étaient des coliques utérines, et que finalement elle a rendu un enfant de la grosseur d'une petite poupée : longue comme son médius.

A son arrivée : facies hippocratique, nez pincé, effilé, langue sale, sèche, yeux excavés. Le pouls est rapide, fréquent, mal frappé ; le cœur se contracte faiblement, rythme fœtal. Rien de matériel aux poumons, dyspnée par compression abdominale, ventre ballonné, sonore, météorisé, constipation, vomissements verdâtres.

Utérus volumineux, fond à 3 doigts au-dessus du pubis. Au toucher, col dur, entr'ouvert ; on pouvait y insinuer l'index, et l'on sentait, au niveau de l'isthme, le placenta.

Le conduit cervical est dilaté par l'introduction de l'index, et comme il résiste à une dilatation plus grande, on met un petit ballon de Champetier de Ribes, qu'on laisse à demeure après l'avoir gonflé d'eau modérément. Thé alcoolisé, champagne, caféine, spartéine.

Dans l'après-midi, aggravation des symptômes de la péritonite — pouls de plus en plus faible, vomissements porracés, refroidissement des extrémités, dyspnée violente, délire, agitation, la malade arrache le ballon ; hypothermie, cyanose, collapsus cardiaque, mort, avec conservation de l'intelligence jusqu'au dernier moment. Or, voici ce qu'on a trouvé à l'autopsie, vous pouvez le contrôler vous mêmes : utérus gros, comme à 4 mois ; sur son fond, du côté gauche, siège une perforation de la largeur d'une pièce de un franc et émergeant de ce trou un caillot sanguin de la grosseur d'un œuf de pigeon. Aujourd'hui, la pièce, conservée dans le formol, s'est un peu rétractée, mais on voit bien sortir du fond de la cavité utérine ce caillot qui de loin ressemble à un petit fibrome juxtaposé sur le fond de la matrice.

Je passe sur les lésions inflammatoires de la péritonite. Si nous nous étions servi nous-mêmes de la curette pour vider l'utérus chez cette femme qui mourait à la fois d'hémorragie et de septicémie, nous nous serions demandé si la perforation utérine que l'on a trouvée à l'autopsie n'avait pas été produite par cet instrument et cela n'eût pas été impossible. Le tissu utérin gravide est friable, mou ; sa déchirure est facile. L'adhérence du placenta peut résister et exiger des coups de curette assez énergiques, au lieu qu'ici nous pouvons être sûrs que cette perforation est le résultat d'une manœuvre abortive, faite par une main maladroite et un instrument septique, de sorte que nous pouvons reconstituer ainsi le drame qui a dû se passer : perforation de l'œuf, écoulement de liquide, d'abord amniotique. caillots de sang retenus dans l'utérus, début de travail qui expulse le fœtus, rétention placentaire en contact avec l'air, péritonite septique par l'instrument dont le caill·t péritonéal indique le passage.

Supposez qu'on poursuive les complices de cette pauvre femme, laquelle a dû faire de bien tristes réflexions en se voyant mourir ; l'avocat défenseur du coupable ne manquerait pas d'imputer au traitement ce qui n'était qu'une manœuvre criminelle, et le médecin. esclave du secret professionnel, se serait assis à la place de l'assassin, car c'est un double assassinat qu'on a commis sur cette femme et son enfant, avec ou sans son approbation.

Même, Messieurs, en dépouillant cette observation du côté immoral qu'elle comporte, l'emploi de la curette peut avoir tout de même des inconvénients, des dangers. Ce sont ceux d'ouvrir la porte à l'infection, d'inoculer, en quelque sorte, le poison septique des débris de l'œuf en rapport avec l'air extérieur et vous savez si, dans ces conditions, ces débris se putréfient avec rapidité. Donc, servez vous des doigts, c'est un instrument toujours à votre portée, il ne vous offrira pas les dangers de la curette et ne donnera pas le change sur les responsabilités qui évoquent de pareils et de si malheureux cas.

DE L'ÉCLAMPSIE PUERPÉRALE

I

Messieurs,

Vous vous rappelez qu'avant les vacances, nous avons reçu dans le service deux femmes enceintes qui ont présenté des convulsions, c'est-à-dire deux femmes éclamptiques. Elles sont sorties toutes deux la veille de la Noël, bien portantes, après avoir accouché ; l'un des enfants a malheureusement succombé.

Il me semble que le devoir d'un professeur de clinique est de ne pas laisser passer de pareils faits sans vous les signaler, parce qu'ils apportent à votre instruction un contingent d'observations, grâce auxquelles vous apprenez au lit du malade, vous contrôlez *de visu* ce que vous avez déjà lu dans vos livres classiques ; c'est pourquoi je veux vous parler aujourd'hui de ces deux femmes et insister sur les particularités qu'elles ont présentées.

Ce ne sera pas une leçon dogmatique sur l'éclampsie puerpérale, mais bien une leçon pratique sur des cas que vous rencontrerez dans votre carrière d'accoucheur ou d'accoucheuse. Je veux vous en faire ressortir l'importance et le danger, en retenant quelques instants votre attention sur leur évolution clinique.

D'ailleurs, quoique la nature et la genèse des accidents éclamptiques ne soient pas encore établis d'une manière certaine, nous ne nous interdirons pas cependant de vous mettre au courant des théories et des recherches qui ont tenté de les expliquer.

Voici d'abord l'histoire de ces deux femmes ; vous verrez qu'elle ne manque pas d'intérêt :

Obs. XIX. — IV pare, 28 ans, ménagère, est apportée à la clinique le 29 *novembre* 1904 à 6 heures du soir, dans son neuvième mois. Ses trois premières grossesses se sont terminées par la naissance de trois enfants à terme, vivants, et encore bien portants aujourd'hui.

A la dernière couche pourtant, elle nous dit avoir eu quelques convulsions. Pendant les trois premiers mois de cette dernière grossesse, elle a eu des vomissements alimentaires. Les deux derniers mois elle a présenté de l'œdème des membres inférieurs.

Le 27 *novembre*, chez elle, elle a été prise de céphalée violente et de vomissements. Le 28, à midi, première *crise de convulsions*. On donne un purgatif et on institue le régime lacté. La nuit qui suit est paisible.

Le 29, à 1 heure après midi, nouvelle crise, puis d'heure en heure les crises se reproduisent et se succèdent. Dans l'intervalle, la malade reste sans connaissance, mais très agitée.

A son arrivée, à 6 heures du soir : face cyanosée, lèvre inférieure pendante, narines et bouche souillées d'écume ; demi-coma dont elle sort pour exécuter des mouvements convulsifs ; pupilles contractées, mais réagissant à la lumière, œdème des membres inférieurs ; pouls rapide, 119 ; tension artérielle, 20 ; température, 36°8 ; albumine, 20 grammes ; éclat du deuxième bruit cardiaque ; utérus volumineux, fond à 31 centimètres au-dessus du pubis. Présentation O. I. G. A. non engagée ; bruits du cœur fœtal perceptibles, très réguliers. Le col n'est pas effacé ; lavement purgatif, puis lavement de chloral. A 11 heures du soir, saignée.

Le 30, la malade a eu deux crises convulsives dans la nuit ; spasmes toniques, mouvements cloniques, inhalations de chloroforme. A 3 heures du matin, nouvelle crise, chloroforme. A 10 heures du matin, le travail est déclaré, le sommet engagé on constate une dilatation de 5 centimètres ; à midi : rupture spontanée de la poche des eaux ; à 1 heure de l'après-midi, expulsion d'un enfant vivant de 2.400 grammes. Délivrance normale. La tension artérielle qui était de 18 avant l'accouchement est de 17° après, ce qui est un chiffre élevé si l'on se rappelle que la femme a absorbé beaucoup de chloroforme.

Amélioration : plus de crise jusqu'au 2 décembre.

Température axillaire au-dessous de 37°5.

Le 2 *décembre*, tension artérielle, 15 ; nouvelle crise vers 8 h. 30 du matin. La période d'agitation dure jusqu'à 10 h. 30 ; chloroforme (15 grammes environ), qui amène le calme dans un demi-coma. Dans la journée, agitation sans crises. Lavement et potion au choral. Le soir, température axillaire, 37°1 ; tension artérielle, 12 ; diminution que nous attribuons aux inhalations de chloroforme.

Le 3, plus d'accès ; température au-dessous de 37° ; albumine, 2 grammes.

Le 4, plus d'accès, température : 36°5.

Albumine, 50 centigrammes ; tension artérielle, 11 cm. 5.

Le 5, plus d'accès, température au-dessous de 37° ; pouls, 80 ; tension, 13 cm. 5.

Le 6, *violente crise de manie puerpérale*, camisole de force ; nuit du 6 au 7, très agitée ; température au-dessus de 39°, probablement.

Le 7, même état d'excitation ; température rectale, 38°8.

Le 8, la femme est plus calme, température descend à 37°2 ; pouls à 98 ; tension artérielle, 14.

Elle repose un peu, prend beaucoup de lait, urine abondamment et a trois selles. Le soir, tension, 15.

Le 9, prostration ; température, 36°5 ; les troubles visuels et les hallucinations qui duraient depuis le 6 ont disparu.

Le 12. grande amélioration, calme franc, ne voit plus de spectres, répond aux questions qu'on lui pose, quoique un peu étonnée, veut manger et se lever.

Le 13, 14 et 15, le mieux s'accentue, elle peut sortir le 24 décembre 1904.

Son enfant a succombé le 2 décembre. A l'autopsie on trouva des lésions pulmonaires d'hépatisation. Le foie sera examiné histologiquement.

OBS. XXII. — Primipare de 18 ans, tailleuse, est apportée à la clinique le 2 décembre 1904, dans son neuvième mois. Examinée au quatrième mois, elle ne présentait pas d'albumine ; n'a plus été vue depuis par nous.

A son entrée, elle est dans un état de prostration marquée, succédant à une crise nerveuse, nous dit-on. On trouve une grande quantité d'albumine dans ses urines. Température, 37°8 ; pouls, 108 ; tension artérielle, 14 cm. 5.

A peine entrée, une nouvelle crise éclate ; saignée de 500 grammes ; à l'auscultation, on constate un bruit de galop ; urines rares, recueillies par le cathétérisme : 22 grammes d'albumine. Température, 38°2 ; tension artérielle, 13 centimètres après inhalations de chloroforme, qu'on a tout de suite administrées à la malade.

Voici en tableau les heures auxquelles cette femme eut ses crises :

1re crise chez elle à 9 heures du matin le 2 décembre.

2e crise à la clinique,		9 h. 30.	
3e —	—	10 h. 45.	
4e —	—	midi	
5e —	—	1 h. 30.	
6e —	—	2 h. 15.	
7e —	—	3 h. 10.	
8e —	—	3 h. 55.	Quantité de chloroforme :
9e —	—	4 h. 55.	37 grammes.
10e —	—	5 h. 10.	
11e —	—	6 h. 05.	
12e —	—	6 h. 40.	A 6 h. 30 du soir, la tempé-
13e —	—	7 h. 20.	rature est de 37°8, la tension
14e —	—	8 h.	artérielle de 14 cm. 5, le pouls
15e —	—	8 h. 30.	est à 108.

Le travail s'est fait progressivement le 2 décembre. A 9 h. 30 le col était long ; à 11 heures, il y a une dilatation de 0 fr. 50 ; à 4 heures du soir, 1 franc ; à 6 heures, plus de 2 francs ; à 7 heures, 5 francs ; à 7 h. 30, la dilatation est complète et la tête descend très rapidement.

La poche des eaux s'était rompue à 6 h. 55, donnant un liquide clair et peu abondant.

La tête est à la vulve, la femme pousse très peu, les contractions qui se faisaient pendant les crises diminuent, et la tête paraît et disparaît, mais ne progresse nullement : il est 9 heures moins le quart.

Les bruits du cœur fœtal sont rapides et sourds, et M. Giraud fait une application de forceps, à la vulve sur un sommet en O. P. Il extrait un fœtus du sexe masculin, du poids de 2.870 grammes et en état de mort apparente (cyanose bleue).

Au bout de 30 minutes, l'enfant revient à lui après la mise en pratique de tous les moyens propres à le ranimer. M. Giraud fait la délivrance artificielle.

Les crises continuent après l'accouchement.

16e crise à la clinique,		9 h. 50	
17e —	—	9 h. 50	
18e —	—	10 h. 30	Quantité de chloroforme
19e —	—	11 h. 40	inhalé de la 16e à la 32e crise
20e —	—	12 h. 15	75 grammes,
21e —	—	1 h.	

22ᵉ crise à la clinique, 1 h. 30
23ᵉ — — 2 h. 15 double
24ᵉ — — 3 h.
25ᵉ — — 3 h. 50
26ᵉ — — 4 h. 30
27ᵉ — — 5 h. 10
28ᵉ — — 5 h. 30
29ᵃ — — 5 h. 45
30ᵉ — — 6 h. 15
31ᵉ — — 7 h. 15
32ᵉ — — 8 h. 20

La malade prit du chloral en potion toute la nuit.

Le 3 *décembre* : Température, 38° 2 ; pouls, 90 ; tension, 13 ; albumine, 22 grammes.

La femme est toujours dans le même état :

33ᵉ crise à 9 h. 25 du matin.
34ᵉ — 9 h. 45
35ᵉ — 10 h. 55.
36ᵉ — 12 h. 50.

Depuis 1 heure moins dix, cette femme n'a plus eu d'accès. Le soir température, 38° 2.

4. — La femme n'a pas eu d'accès pendant la nuit. Température matin, 37°5 ; soir 37° 2 ; à 10 heures du matin, pouls, 96 ; urine, 2 grammes albumine.

5. — Plus aucune crise. Température, 36° 8 ; soir 36° 6 ; pouls, 96 ; tension artérielle, 15 cm. 5 ; urines de la soirée du 4 décembre : albumine, 1 gr. 75 au tube d'Esbach ; urines du matin, 5 décembre : albumine, 1 gramme.

6. — Température, matin, 36°5, ; soir, 36° 5 ; tension artérielle, 15 centimètres ; pouls, 96 ; urines : 0 gr. 50 d'albumine.

7. — Température, matin, 37° ; soir, 36° 6 ; tension artérielle, 15 cm. 5.

La femme a toujours des troubles de la vue assez notables. Elle refuse de prendre du lait ; à l'auscultation, légers râles crépitants à droite ; toux violente.

8. — Urine de la nuit du 7 au 8 : 0,60 cent. d'albumine ; température matin, 37° 1 ; soir 38° 2 ; tension artérielle, 15 cm. 5.

L'enfant passe au biberon le 8 décembre, la mère ne pouvant allaiter,

9. — Température, matin, 37° 1 ; soir, 37°2 ; urines, 0,50 cent. d'albumine ; tension artérielle, 12 centimètres.

10. — Urines : 2 gr. 50 d'albumine ; température matin, 36°3 ; soir 37° 2.

La femme demande à manger.

11. — Urine : 2 gr. 50 d'albumine ; tension, 13 centimètres, température, matin, 37°6 ; soir, 38°.

La femme a mangé à déjeuner un œuf et du pain.

12. — Albumine, néant : température, matin, 36° 3 ; soir.

La femme va mieux physiquement et demande à manger. La malade a toujours la conception lente et les réponses embarrassées.

Elle traine ainsi jusqu'au 13 décembre.

Enfin, elle peut sortir en bon état le 24

Voilà donc deux cas d'éclampsie caractérisés par des crises nerveuses convulsives qui ont commencé à la fin de la grossesse, ont déterminé le travail et ont continué après l'accouchement, ce qui pour le dire en passant, démontre que l'évacuation de l'utérus n'arrête pas toujours les crises, nous y reviendrons.

Voyons d'abord par quoi sont caractérisées ces attaques convulsives ?

Il est à peine besoin ne vous faire remarquer leur gravité :contracture des muscles de la vie de relation et de la vie végétative qui peut compromettre l'existence par leur durée, la suspension de l'hématose, par la congestion veineuse de tous les organes et en particulier des centres encéphaliques. On a vu en effet des femmes succomber dès les premières atteintes et ne point sortir du coma dans lequel elles les avaient plongées.

Je dois dire pourtant que cela est rare et que les malades meurent plutôt des complications que des crises d'éclampsie, surtout des complications cérébrales ou pulmonaires, mais consécutives.

Si vous consultez vos traités d'accouchement, vous verrez qu'on décrit aux accès d'éclampsie trois périodes : 1° d'invasion ; 2° tonique ; 3° clonique, suivies généralement d'un coma plus ou moins prolongé. De ce coma la femme se réveille pour avoir peu après une seconde crise ou reste dans la période comateuse durant laquelle une nouvelle crise vient de nouveau la secouer.

La première période ou d'invasion est caractérisée par des

mouvements incohérents et inconscients.Les bras se tendant vers
un objet imaginaire se tordent en dedans en pronation, les flé-
chisseurs contracturés, le pouce enfermé dans la main. Le regard
est fixe, la pupille immobile, les globes oculaires roulent dans
l'orbite et semblent vouloir se cacher en haut sous la paupière
supérieure qui s'agite. La tête va et vient sur l'oreiller et roule
de droite à gauche si la malade est couchée ; sinon, l'entraîne
dans une chute, sans qu'elle essaie de se relever. On a remarqué
quoiqu'il n'y ait pas ici les grands mouvements désordonnés de
l'hystérie, que les éclamptiques pouvaient tomber de leur lit
dans les secousses des convulsions et que le plus souvent la chute
se fait à gauche — à gauche aussi se penche la tête,le visage tourné
en bas et à droite,de sorte qu'il semble que la malheureuse regarde
avec mépris ce que du reste elle ne voit pas ! Si la malade tombe
elle n'essaie pas de se relever et on la retrouvera dans le coma
par terre ou s'agitant encore dans les mouvements que nous allons
décrire et qui ont un autre caractère que les premiers. — Mais
tout d'un coup, c'est la deuxième période qui commence, la face
devient vultueuse, cyanosée, les membres se raidissent ainsi que
tout le corps dans une rigidité qui rappelle celle du tétanos. La
respiration se suspend et l'on dirait que la pauvre femme va ex-
pirer dans l'asphyxie, c'est la période des convulsions toniques
qui ne dure que quelques secondes Puis il semble que les muscles
entrent en résolution. C'est la période clonique ou troisième période
et cette résolution alterne avec de nouvelles contractions musculaires, contractures qui durent peu et se succèdent de moment en
moment, si bien qu'on dirait que la malade est secouée par des
courants électriques, jusqu'à ce que la détente s'accuse enfin par
une violente respiration, un soupir profond et l'arrêt des mouvements convulsifs ; après quoi arrivent la stupeur, le coma avec
la respiration stertoreuse et bruyante. Cependant la langue s'est
avancée entre les arcades dentaires et peut être mordue et coupée
si le premier soin de la personne qui assiste à la crise n'était de
la rentrer dans la bouche dès le début, avant que le trismus ne
s'établisse et de la rentrer au moyen d'un linge, d'un bâillon

maintenu durant les convulsions, comme vous l'avez vu faire.

Dans la période clonique, l'air est chassé violemment, la salive et une écume abondante, quelquefois sanguinolente, s'échappent de la bouche et du nez.

Vous avez vu que notre première malade avait été amenée dans cet état, avec cette face enflée, les lèvres boursouflées ainsi que les paupières, enfin ce facies qui rappelle celui du noyé qu'on retire du fond de l'eau.

Vous avez pu constater aussi que l'intelligence était abolie et de même la sensibilité ; sensibilité provoquée s'entend, car, si le travail commence, si les contractions utérines s'établissent, la malade accuse des douleurs par un grognement intermittent particulier.

Parfois durant le coma il y a de la mucitation, la femme semble réciter des prières ou se parler à elle-même ; — les paroles d'ailleurs qu'elle prononce sont inintelligibles.

Telle est la manifestation d'une crise éclamptique, tel en est le tableau clinique que vous avez pu analyser dans les deux cas que nous venons d'observer, mais avouons cependant que la délimitation, la démarcation des périodes est moins accentuée en pratique qu'on ne le décrit dans les traités, notamment la période de début et la période de reprise pendant le coma. Bien souvent les crises se succèdent si rapidement et à intervalles si courts qu'elles peuvent revêtir quelquefois ce caractère subintrant qui fait que la prochaine empiète sur la dernière.

Combien de temps peut durer une crise ? Combien de fois les crises peuvent-elles se renouveler ?

Si l'on prend pour mesure la durée qui commence à la période d'invasion jusqu'à la fin du coma, il est certain qu'on peut assigner à ces crises un temps très long ; le coma peut lui-même se prolonger plusieurs heures ; mais si l'on compte, et l'on ne doit compter, que la véritable période où se manifestent les convulsions, la respiration et la circulation sont si profondément altérées et même suspendues, qu'on ne peut assigner qu'un petit nombre de minutes à ces convulsions toniques et cloniques, 1, 2, 3 minutes, 5 au plus.

Le coma est le résultat de la crise, mais n'en fait pas partie intégralement et, si le plus souvent il est en rapport comme durée et comme intensité avec la gravité de la période convulsive, il peut être ou plus long, ou plus court, ou plus léger, ou plus profond, indépendamment de l'importance de cette crise.

Toujours est-il que c'est pendant le coma que vous devez faire ce qu'il y a à faire Prendre la température dont le degré d'élévation sera un des éléments importants de pronostic, prendre la tension artérielle que vous trouverez toujours très haute, 17, 18, 20 par exemple ; recueillir les urines par le cathétérisme, car la femme n'urine pas.

Ces urines vous les analyserez de suite pour voir si elles contiennent de l'*albumine*, je vous dirai pourquoi ; enfin, vous profiterez de cette période d'insensibilité et d'inconscience pour administrer les moyens thérapeutiques contre lesquels la femme ne se défendra pas.

Quant au nombre de crises, il est absolument variable et cela même quand la malade doit guérir. Vous avez vu que la première en avait eu 11, la seconde 36. En général plus les crises sont nombreuses, plus elles se rapprochent et plus le pronostic est grave ! Mais on a cité des femmes qui en avaient eu jusqu'à près de 100 et qui ont guéri, d'autres qui ont succombé à la première.

Tenez tout de même pour certain que ces convulsions sont toujours d'une grande gravité et que bien des femmes, surtout celles qui ne sont pas ou sont mal secourues, succombent à cette effrayante série d'accidents convulsifs !

Voulez-vous des statistiques de mortalité ? elles varient de 25 à 40 p. 100. J'en ai produit une au Congrès de Genève de 22 p.100, ce qui n'était pas trop mauvais ; mais j'en ai une autre postérieure de 45 p. 100, je ne parle que des cas observés dans mon service ! Quand on perd une femme sur cinq et qu'il faut se contenter d'un pareil résultat, on ne peut pas dire que l'éclampsie ne soit pas dangereuse, ni très meurtrière !

Est-elle fréquente?... Elle l'était beaucoup autrefois, elle le devient un peu moins, nous reverrons ce point. Dans notre service, on en observe 1 cas sur 200 accouchements environ.

Comment se termine l'éclampsie? Nous l'avons vue dans nos deux cas se terminer par la guérison ; mais toutefois d'une manière différente. Chez l'une de ces femmes, l'hébétude a persisté longtemps ; chez l'autre il y a eu de la manie puerpérale, qui n'était que la continuation déguisée de ses crises éclamptiques. Cette dernière forme à délire aigu est réputée de mauvais augure, et cependant notre malade a guéri !...

La guérison ne s'établit pas d'emblée dans les formes sévères et souvent il y a une *amnésie* qui est du reste un des témoins rétrospectifs de la maladie qui peut durer longtemps. — On constate alors de grandes lacunes dans la mémoire qui ne se rapportent pas seulement à l'époque de l'atteinte du sujet. Ainsi, j'ai vu des femmes qui ne se souvenaient pas, non seulement d'avoir accouché, mais même d'avoir été enceintes Quelques-unes ne se souviennent plus qu'elles sont mariées. L'une d'elles arrêtait son souvenir à l'époque de sa première communion. Sa vie s'arrêtait là. — J'ai une cliente, depuis plus de 30 ans, qui ne s'est jamais douté qu'elle avait eu son premier enfant dans le coma éclamptique et qui en a eu 8 depuis, sans jamais d'ailleurs avoir présenté à nouveau d'accidents de ce genre.

En effet, quoiqu'on se soit demandé si l'éclampsie n'était pas héréditaire, parce qu'on a observé, chez la mère et la fille, cette complication gravidique, je ne crois pas qu'il y ait une prédisposition innée à cette affection.

Il est même rare qu'une femme ait plusieurs grossesses traversées par des accidents convulsifs, en dehors bien entendu d'une maladie nerveuse (épilepsie, hystérie) qui peut donner le change à un accoucheur.

J'ai vu des femmes rester *aveugles* ; ce qui ne vous étonnera pas si vous connaissez les lésions oculaires de l'albuminurie et si vous vous souvenez que la syphilis peut ne pas être étrangère à la production de troubles de la vue qui reconnaissent pour cause une atrophie choroïdienne. Quelquefois les lésions propres à l'albuminurie (rétinite, choroïdite) les compliquent et conspirent à détruire l'appareil visuel. Prault a avancé que les troubles oculaires tiennent à l'hypertension.

Jadis, on croyait les éclamptiques plus exposées à la fièvre puerpérale ? Il faut s'entendre sur cette proposition. Depuis la pratique de l'antisepsie, les accidents puerpéraux, ainsi que vous le savez et le constatez heureusement tous les jours, sont devenus beaucoup plus rares et les éclamptiques n'y seraient plus exposées qu'en proportion des manœuvres subies, des examens répétés, des conditions septiques dans lesquelles on peut les trouver au moment des accès, du premier surtout, toutes choses qui augmentent singulièrement les chances d'infection, principalement en dehors des maternités. Mais je ne crains pas de dire qu'au contraire l'infection puerpérale est rare chez l'éclamptique, bien entendu si l'on en excepte les complications qui sont déjà sûrement de l'infection gravidique qu'augmentera la congestion des attaques convulsives.

Ce sont ces complications viscérales qui entraînent trop souvent la mort des malades : congestion cérébrale, ictus violent, congestion pulmonaire, hépatisation rapide, ictère grave, néphrite, urémie, etc.

Si l'éclampsie est grave pour la mère, elle l'est aussi pour le fœtus.

Sur une statistique (1897-1899) de 11 cas (fœtus), j'en ai 3 qui ont succombé — soit 25 p. 100 — mais sur une autre de 1890-1896, le chiffre de mortalité s'élève à 63 p. 100. Les fœtus sont d'ailleurs diversement impressionnés par les crises d'éclampsie.

Il en est qui naissent vivants et prospèrent, d'autres naissent vivants et meurent peu après, d'autres enfin qui sont mort-nés. Quelques-uns, tués par la première attaque, séjournent longtemps dans l'utérus quand les mères guérissent.

La mort du fœtus trouve son explication même quand la femme n'a pas eu de crise, mais est albuminurique, dans les lésions placentaires dont je vous ai déjà entretenu plusieurs fois et qui se révèlent à nous par cet aspect truffé du délivre, indiquant de nombreux foyers hémorragiques. La vitalité du fœtus déjà compromise par ces hématomes placentaires peut s'éteindre tout d'un coup à la première crise d'éclampsie, et l'on constate alors un abaissement de la tension artérielle et quelquefois la guérison de la mère.

Nous reverrons tout cela à propos du pronostic de cette effroyable maladie et de la conduite à tenir non seulement pour la guérir, mais surtout pour la prévenir.

DE L'ÉCLAMPSIE PUERPÉRALE
(suite).

II

Je veux vous signaler des faits singuliers que vous rencontrerez quelquefois et que, sans avoir le désir de créer un néologisme, j'appellerai **éclampsie fruste**. Nous venons d'en observer deux : une des femmes dont il est question est encore couchée dans la salle d'isolement, après avoir accouché d'un enfant vivant, le 26 décembre 1904 ; l'autre est encore à la maternité depuis le 5 décembre et est à la fin de sa grossesse ; les battements du cœur du fœtus s'entendent très nettement.

Voici leur histoire :

OBS. I. — Primipare, 26 ans, amenée le 5 décembre, à 3 heures après-midi. Les personnes qui l'accompagnent nous disent qu'elle a été prise le matin d'une crise d'éclampsie Cette femme est dans un état d'hébétude complet, la langue présente des morsures, les lèvres sont enflées.

Les analyses d'urine faites ce jour-là, et depuis, très minutieusement, *n'ont révélé aucune trace d'albumine*.

La malade est mise dans une chambre d'isolement, elle est toujours dans le même état comateux.

Ce n'est qu'au bout de trois jours qu'elle reprend connaissance, mais elle ne se souvient de rien.

Depuis ce jour elle est restée dans le service, sans avoir jamais eu d'autre crise. Régime lacté absolu.

Tension artérielle, 12 ; pas d'œdème.

OBS. II. — IIpare, 28 ans, n'a jamais présenté de symptômes morbides, ni dans sa grossesse antérieure, ni dans cette dernière. On
l'amène à la clinique dans un état d'hébétude qui lui permet cependant de marcher seule. Elle vient de la campagne, accompagnée par
son mari. Voici ce que celui-ci nous raconte : la veille, durant la
nuit, couché avec sa femme, il sent qu'elle se penche sur le berceau
de son premier enfant qui a deux ans, le berceau est à côté du lit. Il
interpelle sa femme, l'interroge, pas de réponse ; il allume la bougie,
et la trouve la tête en bas, hors du lit, sans connaissance, avec de
l'écume à la bouche.

Il appelle les voisins, on prodigue à cette malade des soins qui ne
lui font pas reprendre ses sens.

Un médecin, appelé, diagnostique une crise d'éclampsie et nous
l'envoie dès qu'on peut la faire marcher. Mais si cette femme a repris
l'usage de la parole et de ses mouvements, elle est assez étrangère au
monde extérieur, et ne se rend pas compte, quand elle nous arrive, de
l'endroit où elle est.

Ses urines ne contiennent *pas d'albumine*, l'œdème n'existe pas.
Elle accouche le 26 décembre. Son enfant vivant est extrait par le
forceps.

Nous l'avons interrogée un grand nombre de fois et nous n'avons
jamais pu lui faire préciser ce qui s'est passé.

Il n'y a chez elle ni syphilis, ni alcoolisme, ni saturnisme.

Cette mère de famille, qui d'ailleurs a l'air très sain et très robuste, est sobre et appliquée à sa tâche. Nous n'avons rien trouvé
dans ses antécédents qui puisse révéler l'hystérie, ni plus particulièrement l'épilepsie, à laquelle surtout on aurait pu penser.
Était-ce bien de l'éclampsie ? Nous n'avons pas trouvé d'albumine, il n'y a pas eu de nouvelles crises, il n'y a pas d'œdème,
aucun trouble digestif ou nerveux ne s'est montré durant la grossesse, près du terme aujourd'hui ! Nous avons cru cependant à
une crise d'éclampsie, que pour les motifs que nous venons de
dire et l'absence des symptômes habituels nous avons appelée
fruste. L'amnésie, l'hébétude, l'indifférence de ce qui se passait
autour de cette femme nous font poser ce diagnostic, et en plus
la tension artérielle qui était de 17, température normale.

La première femme a été à peu près dans les mêmes conditions, mais chez elle on a trouvé à son arrivée des stigmates (morsure de la langue, lèvres enflées) et cependant comme chez l'autre, pas d'albumine, pas d'œdème, plus de crises depuis plus d'un mois, plus de troubles digestifs, ni nerveux, en dehors du coma dans lequel est restée trois jours. Comme l'autre elle avait perdu le souvenir de ce qui s'est passé.

Si cela n'avait pas été de l'éclampsie, qu'est-ce que cela aurait pu être ?

De l'hystérie ? Dans l'hystérie. il y a des antécédents nerveux, d'ailleurs les crises ne laissent pas de coma, ni d'hébétude aussi longue. La femme reprend ses sens brusquement, souvent un sanglot l'annonce, il y a quelquefois des attitudes passionnelles et des mouvements désordonnés durant la crise. Ce n'est pas ce qu'on nous a raconté sur ces deux malades.

De l'épilepsie ? Certainement la crise de l'épilepsie est celle qui ressemble le plus à celle de l'éclampsie, mais il y a aussi des antécédents quelconques nerveux, avant la grossesse : de grands cris avec le cri du début, l'aura qui précède. Quelquefois perte de l'urine pendant l'accès, ou bien de petites crises, de petits accès épileptiformes qui, sans être évidents, rendent la femme bizarre. Le coma de l'épilepsie n'est généralement pas si long, l'intelligence revient plus vite dans sa plénitude. Il n'y a pas de température.

De l'ivresse ? Il n'y avait pas d'odeur caractéristique, pas d'habitudes alcooliques. Les accès n'ont pas commencé après absorption de liquide alcoolique (vin ou liqueur).

L'une des femmes a été trouvée au milieu de la nuit en état de crise.

Et si, ce que nous croyons, nous avions bien affaire à de l'éclampsie, nous l'avons appelée fruste parce qu'elle ne s'est pas produite dans les conditions habituelles et surtout ne s'est pas reproduite. Parce que, ainsi que l'explique ce qualificatif, de même qu'on peut reconstituer une vieille médaille ou une inscription ancienne, effacée, à l'aide de ce qu'il en reste, nous avons pu rétablir le diagnostic de ces accidents par les suites que nous avons vues.

Je veux bien que chez la deuxième malade, le travail s'étant déclaré aussitôt et ayant marché rapidement, ait prévenu d'autres crises, mais chez l'autre ? c'est justement celle où il était le moins possible d'hésiter sur la nature et la possibilité d'un accès convulsif.

Enfin, j'insisterai sur ce point : nos deux femmes *ne présentaient pas d'albumine dans les urines*. Mais s'il faut que vous soyez bien persuadés de l'importance et du rapport de ces deux termes : *albuminurie* et *éclampsie* ; il ne faut cependant pas que vous ignoriez que l'éclampsie peut éclater chez des femmes qui n'ont pas présenté cet élément anormal dans leurs urines, durant la grossesse. Il faut que vous sachiez aussi que dans de pareils cas, l'éclampsie peut être grave et mortelle

Nous avons, Mlle Mouren et moi, observé un cas de ce genre, il y a quelques années, qui est resté gravé dans notre mémoire à cause de son extrême gravité C'était une femme qui était dans le service depuis plusieurs semaines, qui n'avait rien présenté d'insolite, qui n'avait pas d albumine, et pourtant chez cette femme éclatèrent des accès éclamptiques qui l'emportèrent en 48 heures.

DE L'ÉCLAMPSIE PUERPÉRALE
(suite).

III

A côté de ces cas où la crise doit être diagnostiquée alors qu'elle est passée et qu'on n'y a pas assisté, il y en a d'autres où elle est pour ainsi dire attendue et n'arrive pas. Ce sont ces cas d'imminence d'éclampsie qu'il faut connaître encore mieux que les premiers. Il faut donc saisir la signification des prodromes qui amènent l'attaque. Comme premiers et plus importants, je vous citerai, chez une albuminurique présentant de l'œdème, les troubles de la vision, la céphalée frontale et les étouffements. Quelquefois il y a une anxiété, une inquiétude énorme, et la femme qui veut l'expliquer s'embrouille, elle est maladroite dans ses gestes comme dans ses discours. Les urines sont rares.

La femme qui fait l'objet de l'observation suivante, que m'a remise Mlle Mouren, était un cas d'imminence d'éclampsie que je veux vous rapporter parce que nous y puiserons plusieurs enseignements.

Maternité : Obs. 619. — 1904, Ipare de 23 ans, au neuvième mois de sa grossesse, amenée le 23 novembre, avec le diagnostic suivant : albuminurie gravidique, menaces d'éclampsie.

Cette femme a eu, tout le temps de sa grossesse, des vomissements bilieux et alimentaires et de l'albumine en grande quantité, elle est essoufflée, on constate un bruit de galop, un œdème considérable de la

10

face et des membres inférieurs. La paroi abdominale est si œdémateuse que le stéthsoope y laisse son empreinte quand on veut ausculter le cœur du fœtus dont les battements d'ailleurs ne s'entendent que faiblement. Les grandes lèvres ont aussi un volume considérable, la vulve déformée par l'enflure.

La hauteur de l'utérus est de 32 centimètres, son fond est dévié à gauche. Malgré l'œdème, on peut par le palper diagnostiquer un sommet en O. I. G. A. La température est de 37°, la tension de 20, au moment de l'entrée de la malade.

Elle est mise au lit, on lui administre un lavement purgatif, puis quand elle l'a rendu, un lavement avec 4 grammes de chloral, régime lacté exclusif.

Le 24, purgatif salin qu'on renouvelle tous les deux jours.

Les urines sont rares, on peut à peine en recueillir 300 grammes dans 24 heures sans tenir compte de celles que rend la malade en allant à la selle.

Le 25, les battements du cœur fœtal qui étaient à peine perceptibles, le 23, cessent tout à fait.

Le 26, l'œdème des organes génitaux a sensiblement diminué, les troubles de la vue ont cessé, la céphalée a disparu, tous phénomènes qui ont coïncidé avec une diurèse abondante.

Le 1er décembre, les contractions utérines se déclarent, le col s'efface lentement, la poche des eaux éclate : le liquide amniotique est très abondant et noirâtre.

Le 2, à 8 heures du matin, la dilatation est complète ; à 9 heures et demie la femme expulse un fœtus mort et macéré de 2.800 grammes. La délivrance se fait naturellement un quart d'heure après, pas d'hémorragie.

Le placenta présente de nombreux foyers hémorragiques ; il pèse 480 grammes. L'amnios est intact. Les membranes mesurent 31/10. Le cordon a 55 centimètres, inséré en raquette. Injection intra-utérine.

Les suites de couches sont normales, fluxion laiteuse nulle. On a pris la tension tous les jours et on a fait l'analyse des urines quotidiennement.

1er jour.	15 grammes d'albumine.		Tension artérielle		20
2e —	6	—	—	—	17
3e —	6	—	—	—	15
4e —	4	—	—	—	19
5e —	9	—	—	—	19
6e —	10	—	—	—	17

7ᵉ jour.	6 grammes d'albumine.	Tension artérielle	15
8ᵉ —	4 —	—	— — 15
9ᵉ —	8 —	travail	— — 15
10ᵉ —	6 —	—	— — 15

Je vous disais tout à l'heure qu'il fallait connaître ces faits encore mieux que ceux où l'on a tout lieu de supposer une attaque éclamptique passée, parce que si vous diagnostiquez cette imminence d'éclampsie, vous pouvez la prévenir dans le plus grand nombre des cas.

Donnez-moi 8 jours, disait Tarnier, et j'évite l'éclampsie. Et nous pouvons dire aussi que nous l'avons évitée dans le cas que je viens de vous citer. Mlle Mouren n'a pas perdu son temps.

C'est que les huit jours demandés par Tarnier sont employés au traitement bien simple, mais bien efficace. C'est le régime lacté. Le lait combat en effet victorieusement non seulement l'albuminurie et l'éclampsie, mais toutes les intoxications des produits de désassimilation. C'est, comme on le disait dans le bon vieux temps, un contre-poison, un dépuratif. Contre-poison, il l'est, puisqu'il donne le temps aux toxines de s'éliminer ; dépuratif, il l'est parce qu'il permet au sang de se débarrasser, par épuration, des éléments nocifs qui l'encombrent, et cette donnée qui n'était qu'empirique, qui n'était que d'observation clinique, les expériences de laboratoire viennent non pas la confirmer, ce qui n'était pas nécessaire, mais l'expliquer par la fistule de Eck.

Vous savez en quoi elle consiste et vous savez qu'elle démontre que les sucs digestifs ne passant pas par le foie (grâce à la communication de la veine cave avec la veine porte avant que celle-ci n'entre dans l'organe hépatique dont le tissu est formé en partie par ses ramifications ultimes) que ces sucs digestifs, dis-je, échappés à l'action du foie, tuent l'animal en expérience rapidement si on le laisse user de son alimentation habituelle, au lieu que l'on observe sur d'autres animaux, soumis à la même expérience, une survie relativement longue, en les soumettant au régime exclusif du lait.

Je vous ai dit qu'il fallait recueillir des urines pour les analyser. C'est que l'albumine est un précurseur en quelque sorte de l'éclampsie, et que si toutes les albuminuriques ne deviennent pas éclamptiques, on peut dire que la plupart des éclamptiques, je ne dis pas toutes, sont albuminuriques.

Le lien entre ces deux accidents de la grossesse est si fréquent, quoique non constant, qu'il faut toujours appréhender les con-. vulsions chez une femme enceinte qui présente de l'albumine dans ses urines. Et quand on a affaire à une attaque d'éclampsie, bien que la quantité d'albumine ne soit pas dans un rapport exact avec la gravité de cette éclampsie, il est évident que plus on en trouvera dans les urines de la malade et plus profondément sera atteinte sa constitution, plus sera modifié d'une façon fâcheuse son état général, plus importante sera la cause qui aura provoqué cette suprême manifestation morbide de la gestation.

Je dirai presque que la fonction urinaire, soit par sa qualité, soit peut être plus encore par sa quantité, est le baromètre du pronostic. Dans nos observations, nous voyons coïncider l'amélioration ou la guérison avec une urination abondante quelle que soit d'ailleurs la teneur de l'albumine. L'anurie, au contraire, même relative, est toujours un symptôme grave ; il y a longtemps que Pinard a insisté sur cette particularité, non seulement à propos de l'éclampsie ; mais, bien, de l'équilibre physiologique de la grossesse. L'insuffisance de la fonction rénale peut se placer à côté de celle des fonctions de la peau dont je vous parlerai à propos de l'étiologie de l'éclampsie ; l'insuffisance hépatique est encore plus grave, plus menaçante en raison des multiples fonctions du foie, et pour en revenir à l'éclampsie, celle-ci sera d'autant plus dangereuse que l'insuffisance de cet organe sera plus accentuée.

C'est elle qui domine tous les autres phénomènes morbides.

C'est que le foie est chargé de verser dans l'économie des acides gras (Gautrelet) qui combattent incessamment l'ammoniémie résultant de la désassimilation de nos organes. Le lait est l'aliment qui fournit le moins de toxines et impose le moins de travail au foie.

Messieurs, je ne suis ni placé, ni assez savant, pour faire de la physiologie pathologique transcendante, mais je ne puis pas ne pas être impressionné par la tendance générale de tous les auteurs modernes, de tous les accoucheurs, de tous les physiologistes, pour ne pas voir dans l'éclosion des accidents éclamptiques l'expression d'un état général primitif, empoisonnement du sang si vous voulez, qui tient sous la dépendance non seulement les manifestations éclamptiques, mais aussi tous les accidents morbides de l'état gravide, tous favorablement impressionnés par le même agent thérapeutique. Nous reverrons ce point de la question quand nous traiterons de l'étiologie et de la pathogénie de l'éclampsie, mais pour le contrôler, nous sommes bien placés, parce que nous sommes sur le terrain ferme de la clinique et la clinique vient tous les jours apporter une preuve nouvelle à la théorie de l'hépatoxémie de Pinard.

En effet, en dehors même de ces cas que j'ai appelés frustes qui s'arrêtent tout seuls, sans que nous sachions encore pourquoi, ne voyez-vous pas se dérouler ou s'arrêter des accidents, des manifestations morbides dont les convulsions sont le terme le plus accentué ? Et comme dans la rage, par exemple, où nous trouvons aussi des convulsions, ne faut-il pas faire remonter leur cause à un élément nocif versé dans l'économie

Dans cette affreuse maladie dont le génie de Pasteur a trouvé la guérison, sans découvrir cependant le corps du délit, je veux dire l'élément figuré inoculé, le microbe transmis, on sait qu'il y a eu inoculation. J'en dirais de même du tétanos, dont plus heureux, nous connaissons l'élément pathogène. Dans l'éclampsie le poison a été produit dans l'économie elle-même et par elle-même. Mais c'est toujours à une cause unique qu'il faut remonter et l'attaquer directement, si l'on veut voir disparaître les accidents qui ne sont que consécutifs, et quand on ne le peut, mettre l'organisme en état de résister aussi longtemps que les toxines ne sont pas éliminées. Je voudrais me garder de toute spéculation, mais je ne puis pas ne pas être frappé par la diminution, la disparition des phénomènes morbides de la gravidité, à mesure que je rétablis l'équilibre de la santé, par le rétablissement même du bon fonctionnement des émonctoires de l'organisme. Cela en dehors de la preuve expérimentale qui est du ressort du laboratoire, je le constate au lit du malade. Je l'enregistre et j'en fais mon profit et cela me suffit. Et, comme conséquence, j'en arrive au traitement prophylactique le plus efficace de tous « le régime lacté », qui est aussi curatif quand on peut le faire suivre par les malades, même en pleine crise d'éclampsie.

Et à ce propos, laissez moi vous rapporter une observation qui date de 1899, mais qui vient à l'appui de la thèse que nous défendons et comporte plusieurs points intéressants.

Maternité : I pare de 22 ans, employée à la régie, est apportée dans le service le 1er novembre 1899, à 3 heures du soir. D'après les renseignements des personnes qui l'accompagnent, la malade aurait eu quatre crises d'éclampsie la veille. A 3 h. 5, une nouvelle crise, violente, se déclare après laquelle, la femme reprend connaissance. On peut alors l'examiner.

La grossesse paraît être de 7 mois, d'après le volume du ventre et la hauteur de l'utérus. Il n'y a que peu d'œdème des membres inférieurs. Par le cathétérisme, on recueille 300 grammes d'urine environ. Dosage, 1 gr. 50 d'albumine.

L'auscultation permet d'affirmer que l'enfant est vivant. Au toucher e col est ramolli dans la portion vaginale, mais complètement fermé. Pas de phénomènes de travail.

A 4 heures, la malade a encore deux accès très intenses : chloroforme, lavement purgatif, puis lavement de chloral. Revenue à elle, la femme prend une grande quantité de lait.

A 8 heures, 3 accès, coup sur coup. A 10 heures, encore un. A 10 heures et demie, un nouvel accès plus intense encore avec phénomènes d'asphyxie. Saignée de 300 grammes. Chloroforme, chloral. Les accès ne se reproduisent pas dans la nuit.

Le lendemain 2 novembre, calme complet, demi-coma.

Nous entendons les battements du cœur du fœtus, réguliers. Le lait est continué, elle en boit beaucoup.

Le 3, la malade a uriné abondamment, 2.000 grammes en 24 heures, l'albumine a diminué, 0 gr. 75.

Cette femme, qui a repris toute sa connaissance, peut nous donner quelques renseignements. Antécédents héréditaires nuls ; antécédents personnels : rhumatisme grave à 18 ans. Elle souffre habituellement de névralgies faciales. Sa grossesse a été bonne, sauf de la céphalée et de la somnolence très accentuée depuis quelques semaines. L'œdème avait passé inaperçu et les accès l'ont surprise à son travail. Elle en a eu neuf chez elle, comptés par une accoucheuse.

Pendant son séjour à la Maternité où elle a été soumise au régime lacté exclusif, aucune élévation de température.

Elle veut à toute force partir le 17 novembre, quoique nous voulions la retenir. L'albumine n'a pas disparu complètement. Le fœtus est toujours vivant, il se présente par le sommet.

Nous avons su que cette femme avait accouché un mois après d'un fœtus mort. L'accouchement spontané s'est passé sans nouvelle attaque d'éclampsie.

Une autre fois, nous avons eu une femme dans les mêmes conditions au cinquième mois de sa grossesse, qui a guéri aussi et a accouché à terme d'un enfant vivant. Si la précédente femme n'avait pas voulu sortir, peut-être en continuant le régime lacté, aurions-nous eu le même succès.

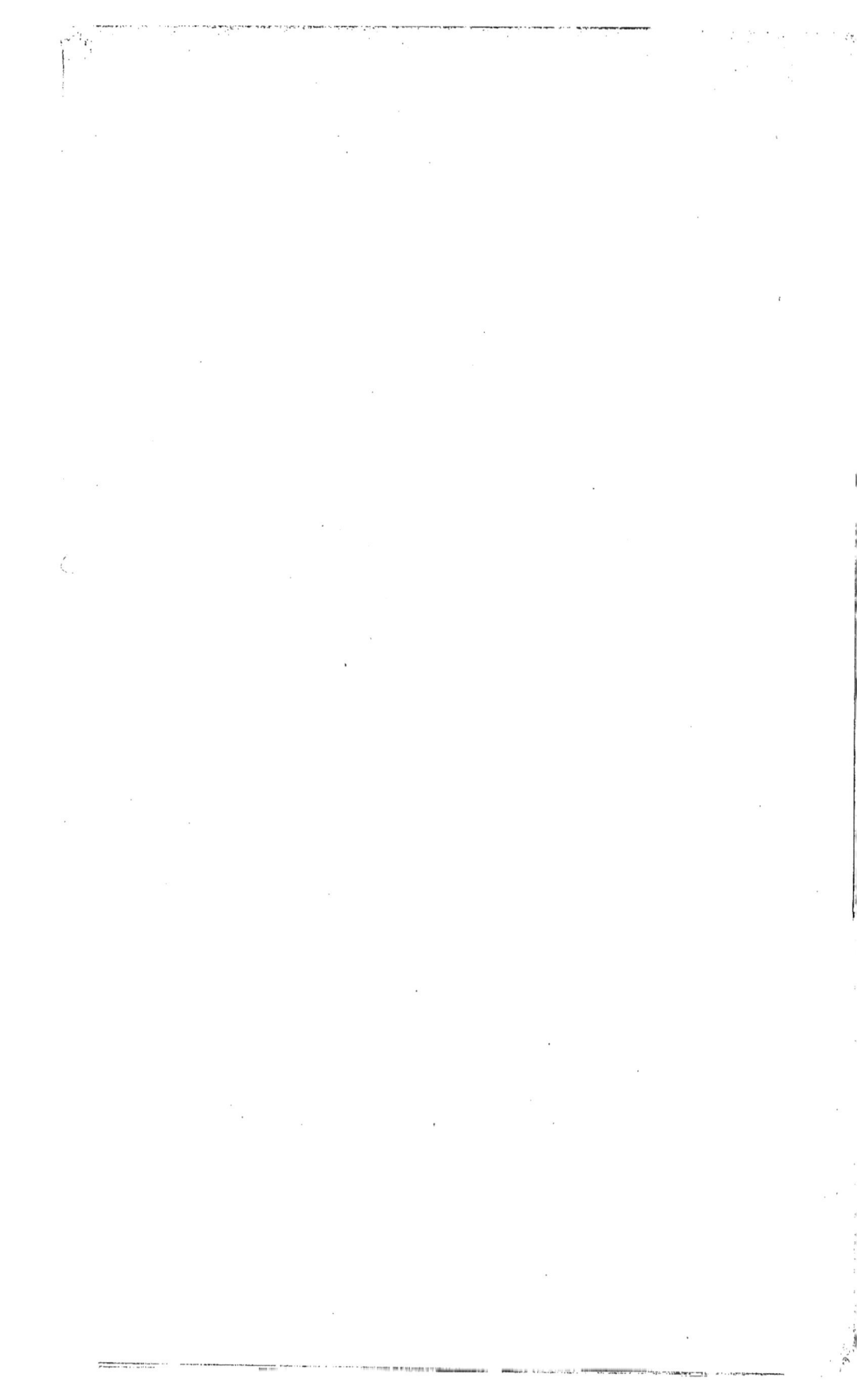

DE L'ÉCLAMPSIE PUERPÉRALE
(suite)

IV

Le chapitre de l'étiologie est peut-être le plus intéressant de l'histoire de l'éclampsie, quoique certainement celui qui éveille les plus grandes hésitations.

Parmi les causes des convulsions, on en trouve qui ne sont que prédisposantes, d'autres occasionnelles, mais qui n'éclairent que très peu la nature des accidents.

C'est ainsi qu'on a remarqué d'une façon indiscutable leur fréquence plus grande chez les primipares.

La primiparité serait donc une cause prédisposante (103 Ipares, sur 133 cas, Depaul ; 68 p. 100 Ipares, Queirel).

Le froid, surtout le froid humide, serait au contraire une cause occasionnelle ; cela expliquerait l'opinion de Lachapelle qui avait remarqué qu'en hiver il y avait plus d'éclamptiques qu'en été ! Si l'on veut faire de l'éclampsie une de ces maladies qu'on englobait jadis dans ce qu'on appelait les constitutions médicales, sur lesquelles Besnier faisait de si beaux rapports, nous ne pouvons l'admettre ; si au contraire on accuse le froid d'être pour quelque chose dans l'éclosion des accès éclamptiques, nous l'admettons volontiers, car nous sommes persuadés que la suppression des fonctions de la peau, principalement la suppression brusque et prolongée, peut agir avec une grande efficacité dans ce sens, en annihilant un émonctoire important des produits de désassimilation.

Il nous a été permis de contrôler par expérience cette proposition ; presque tous nos cas d'éclampsie ont eu lieu en hiver. Pendant l'hiver plus rigoureux de 1894-95, nous avions 7 éclamptiques en même temps dans nos salles. Il semblait qu'il y eût une épidémie.

On a dit aussi que l'âge était un des facteurs de l'éclampsie, comme le volume du fœtus, la grossesse gémellaire, l'hydramnios, les rétrécissements du bassin.

Je crois qu'il n'y a là que des raisons spéculatives et non d'observation. Elles servent plutôt à étayer une théorie, la compression des uretères, qu'elles ne sont l'expression de la vérité clinique. Aussi toutes ces causes sont-elles sujettes à revision.

Pour le volume du fœtus, notez que les accès d'éclampsie se montrent de préférence avant terme et à une époque par conséquent où le volume, où le poids du fœtus ne peut être bien considérable, du moins en général. Exemple : sur nos 38 cas, deux fois seulement le fœtus dépasse 3.000 grammes, soit une primipare avec un fœtus de 3.050 grammes, et une IXpare avec un fœtus de 3.800 grammes ; 9 fois, il pesait plus de 2.000 grammes mais n'atteignait pas 3.000 grammes. Vingt-sept fois le poids était inférieur à 2 000 grammes.

Pour la grossesse gémellaire, nous ne l'avons rencontrée qu'une fois, Bar, jamais !

Quant à l'hydramnios, je la crois plus souvent effet que cause, et les rétrécissements du bassin n'ont jamais coïncidé avec l'éclampsie dans nos observations et dans un grand nombre d'autres statistiques.

Voyez, Messieurs, combien sont spéculatives ces causes *à priori*, combien elles tiennent du raisonnement et non de l'observation clinique. Plus le ventre est gros, plus l'utérus est distendu, plus il y a de compression des organes abdominaux, des uretères surtout et même de la vessie, et plus fréquente doit être l'éclampsie.

Ce serait logique, encore que ce ne serait pas fatal, si le problème de la vie était moins complexe. S'il n'y avait à envisager qu'un élément, la compression des viscères et la congestion qui en résulte, pour produire les accès. Mais outre que la plupart du temps les phénomènes congestifs ne sont que le résultat même des crises observées, il y a nombre de femmes, les malconformées par exemple et celles-là le plus souvent primipares, chez lesquelles les phénomènes de compression existent au plus haut degré et qui sont rarement éclamptiques, sans vouloir dire bien entendu qu'elles ne peuvent pas l'être. Que de fois n'avons nous pas vu des hydramnios de 15 ou 20 litres de liquide sans observer l'é-clampsie ! Dans les présentations du sommet de fœtus hydrocéphales également ! Combien aussi peu d'éclamptiques chez les femmes qui présentent des grossesses gémellaires.

Et ces considérations me feraient pencher vers une opinion contraire, à savoir que le développement du ventre, de l'utérus, agent de compression, par sa compression même qui peut s'exercer sur la veine cave, permet à la femme, dans cette dernière circonstance, d'échapper à l'éclampsie en diminuant la tension artérielle ; car nous avons observé, et nous l'avons rappelé souvent après l'avoir signalé dans un travail, présenté en notre nom et au nom de notre ancien interne le docteur Georges Raynaud, au Congrès de 1900, que plus le ventre est développé à la fin de la grossesse, moins est élevé le chiffre de la tension artérielle : 16, 17, 20, dans les menaces d'éclampsie, 11, 10 et même 8 dans l'hydramnios. N'y a-t-il pas dans cette constatation quelque chose qui vous frappe ?

Et quand chez une éclamptique la tension diminue, en dehors de l'influence des inhalations du chloroforme, c'est que souvent le fœtus est mort et la femme guérira. Voyez combien sont plus précieuses ces données de la clinique que l'idée préconçue qu'une chose doit arriver parce qu'elle est logique. Il faut être logique dans le raisonnement, mais il faut partir d'une base indiscutable. Les idées simplistes sont celles qu'on saisit le mieux sans doute, ce sont celles qui ont le plus de succès chez les gens du monde, mais en médecine, en physiologie, la simplicité est loin d'être la règle, et, pour conclure, observons et notons les résultats de nos observations, observons surtout scrupuleusement et sans parti pris, les explications viendront après.

On a encore dit que les femmes les plus jeunes étaient les plus exposées aux accès d'éclampsie.

Je ne discuterai pas cette proposition. Si les primipares sont en général plus jeunes que les multipares, il peut y avoir des primipares de 30 ans et au contraire des multipares qui, à 25 ans, 23 ans, ont déjà eu 4 ou 5 enfants.

Enfin pour finir ce chapitre des causes banales, disons qu'on a accusé tantôt le tempérament sanguin, tantôt le nerveux, voire le lymphatique ou l'anémie, de pouvoir donner lieu aux accès !

Messieurs, ce qui manque à cette énumération pour être vraie, c'est un élément primordial qui la domine, c'est une cause univoque qui produise les phénomènes de l'éclampsie, quel que soit le réceptacle !

C'est à sa recherche que se sont essayés tous les auteurs et aussi les expérimentateurs. L'ont-ils trouvée, cette genèse fatale de l'éclampsie ? Il serait prématuré de l'affirmer ! Je ne vous ferai pas un historique que vous trouverez dans vos livres classiques. Mais permettez-moi un coup d'œil rétrospectif, très rapide pour vous mettre au courant de la question et mieux vous faire comprendre ce que je veux vous dire.

Mauriceau, cet Hippocrate de l'obstétrique, pensait que l'intensité des douleurs pouvait produire de l'éclampsie, et si longtemps on s'est borné à voir dans les accès convulsifs l'expression d'une maladie ou d'un tempérament nerveux, c'est qu'on s'en tenait à cette manifestation extérieure qui rappelait les accidents des crises d'épilepsie ou d'hystérie. On créa même plus tard le terme de névrose pour grouper une catégorie de maladies, dites nerveuses, y compris l'éclampsie, dans lesquelles l'anatomie pathologique n'avait pas encore démontré la lésion originelle, cause présumée des symptômes nerveux que l'on observait. C'étaient les affections *sine materia* et les psychopathes donnaient libre carrière à leurs raisonnements. Plus tard, au contraire, on crut voir dans l'hyper-hémie des centres nerveux la cause de ces convulsions et au com-mencement du dix-neuvième siècle, la coexistence de l'œdème, puis de l'albuminurie ayant été signalée, sous l'impression des belles recherches de Rayer en France, de Bright en Angleterre, l'éclampsie fut atttribuée à une manifestation des lésions rénales qui du restent l'accompagnent souvent.

Toutes ces théories tour à tour abandonnées et reprises ont eu des partisans convaincus et de grands cliniciens comme Peter, de grands accoucheurs comme Dubois, les ont défendues avec talent. Mais toutes, il faut le dire, laissent la porte ouverte à des objec-tions qui les ruinent et à des exceptions qu'elles n'expliquent pas et qui sont si nombreuses qu'elles sapent la règle générale dans sa base même.

Bref, aujourd'hui ces théories n'ont plus cours et l'on ne con-sidère plus l'éclampsie comme une entité morbide pas plus que la fièvre puerpérale.

Il y a des accidents, des accès éclamptiques, qui ne sont qu'une expression deutéropathique et il n'y a plus en présence que deux opinions dont nous devons tenir compte pour expliquer les acci-dents éclamptiques : l'intoxication de l'économie, l'infection mi-crobienne. La première due à l'accumulation des toxines non éliminées, la seconde à l'introduction d'un microorganisme dont le caractère spécifique est contestable.

Des expériences de Rummo, de Tarnier et Chambrelent d'ex-périences personnelles entreprises avec le docteur Juge, mon interne alors, puis continuées tout seul, il semble résulter que les urines d'éclamptiques soient hypotoxiques et le sérum du sang de ces femmes hypertoxique. S'il y a beaucoup d'obscurité dans la pathogénie de l'éclampsie, nous pouvons considérer comme acquises ces notions confirmées par les travaux de laboratoire ; de sorte qu'il est assez légitime, étant données les expériences et les si importantes recherches de Bouchard sur la toxicité uri-naire, de conclure que l'élimination des matériaux toxiques dont le rein est chargé, doit être entravée chez les éclamptiques, soit par altérations anatomiques, soit par insuffisance fonctionnelle de l'organe, empêché de séparer du sang les éléments normaux du liquide urinaire ; et comme d'un autre côté on sait que les poisons de l'économie sont détruits par le foie, par le foie quand il est en état d'intégrité matérielle et physiologique, on peut en conclure, si la théorie est exacte, que l'organe hépatique doit être atteint, lésé, dans l'éclampsie.

C'est ce qu'a constaté Bouffe de Saint-Blaise qui a insisté sur les lésions constantes que l'on trouve chez les femmes mortes de convulsions éclamptiques, dans le foie surtout, puis aussi dans le rein, le cerveau et se révèlent en petits foyers hémorragiques, et, à un degré plus avancé, en points nécrobiotiques des éléments nobles de ces viscères.

Mais ces foyers hémorragiques ne reconnaissent-ils pas pour étiologie l'altération des parois des capillaires (endothélium) par le poison qui circule dans le sang ? N'oublions pas qu'il y a hypertension chez l'éclamptique et chez l'albuminurique, alors qu'il y a hypotension chez la femme grosse à l'état normal.

Surmenage de la fonction, altération du substratum qui en assure la régularité, tels sont les deux points qui nous semblent servir de base à la théorie que nous défendons et sur lesquels Tibone a encore surenchéri, dans son remarquable rapport du Congrès de Rome, en voulant faire remonter la cause première des accidents de l'éclampsie à l'entrave apportée par la gravidité au bon fonctionnement de l'appareil urinaire.

Mais il y a lieu de nous demander à notre tour si l'agent à ce point perturbateur de l'économie n'est pas un microbe spécial à ce genre d'accidents !

Des recherches commencées par Delore, ont été reprises par Doléris et Poncy, Blanc, Hægler, Herrgott, Fabre, Charrin et enfin par Muller et W. Albert. Elles ne sont pas de nature à entraîner notre conviction, malgré les preuves que ces expérimentateurs ont cherché à accumuler.

A son tour, notre chef de clinique, le docteur Jean Livon, a voulu apporter sa contribution à cette étude expérimentale et a puisé dans notre service les matériaux qui lui ont permis de rechercher l'élément figuré spécifique de l'éclampsie.

Par des inoculations faites avec le sérum d'éclamptiques, il a pu reproduire cliniquement des convulsions et anatomiquement des lésions semblables à celles signalées par Bouffe de Saint-Blaise. Il a pu recueillir aussi dans les organismes inoculés (lapins, cobayes) un bacille court, épais, très peu filamenteux, doué d'une certaine mobilité et qui reste très faiblement coloré par le Gram. M. Jean Livon l'aurait trouvé deux fois dans le sérum du sang de femmes ayant eu des accès. Je ne veux pas déflorer les recherches de ce travailleur consciencieux, qu'il se promet de communiquer à la Société de biologie, mais je dirai seulement que je suis de son avis quand il avance que ses propres expériences ne sont pas assez nombreuses, ses résultats pas assez constants, pour qu'on puisse déjà étayer d'une façon définitive, sur de telles données, la genèse des accès éclamptiques.

Aussi en attendant se range-t-il à cette opinion que toutes les lésions retrouvées dans le cadavre d'une femme morte d'éclampsie sont le fait d'une intoxication due à la présence de toxines dans l'organisme, autrement dit de la toxémie invoquée par notre maître, le professeur Pinard.

A PROPOS D'UNE ÉCLAMPTIQUE

V

OBSERVATION. — Primipare, 27 ans, domestique, dernières règles du
15 au 20 mars 1905, entre au dortoir le 31 octobre. Hauteur de l'u-
térus, 30 centimètres, pas d'albumine, tension artérielle, 12. — Le
sommet se présente en O. I. D. P., non encore engagé : après la délivrance on constate que cela est dû à l'insertion basse du placenta :
les membranes, en effet, mesurent 34 centimètres sur 1 centimètre.

Antécédents personnels : cicatrices de ganglions cervicaux suppurés
et herpès circiné pseudo-lupique de la joue droite.

Le 8 novembre, on fait une nouvelle analyse des urines, *qui ne
révèle rien d'anormal*. Le 15 novembre, cette femme est prise de
vomissements alimentaires et bilieux accompagnés d'une grande douleur de la région épigastrique. Elle attribue ces symptômes à une
indigestion et le personnel du service la soigne pour cela. Le soir à
8 heures, les phénomènes, au lieu de se calmer, n'ont fait qu'em-
pirer, et l'interne constate que la malade continue à vomir et qu'elle
présente une douleur très vive, localisée au niveau des neuvième et
dixième espaces intercostaux droits. Cependant, l'examen des divers
appareils est absolument négatif : le foie n'est pas augmenté de volume,
il n'y a pas d'œdème, le pouls est bon quoique un peu accéléré. Du
côté de l'utérus, on ne relève rien de particulier, rien qui puisse
faire supposer un début de travail. On pense à une crise de colique
hépatique et l'on prescrit une piqûre de morphine pour calmer cette
douleur qui arrache à la femme des cris perçants. A ce moment, un
nouvel examen des urines révèle 6 grammes d'albumine. Les douleurs, sous l'influence de la morphine se sont calmées. L'utérus est
au repos, les battements du cœur fœtal sont normaux. On donne un
lavement avec 4 grammes de chloral pour prévenir une crise d'é-

Queirel. — III   11

clampsie, qui, malgré cela, se produit à 2 heures et demie du matin, le 16 novembre. Cette première crise est très caractérisée et revêt le type classique ; on donne du chloroforme en inhalation. A 2 h. 45, puis à 3 heures, nouvelles crises qui se succèdent encore à 4 heures et demie, 5 heures un quart et 6 heures. A 7 heures, nouvelle crise, suivie d'une petite perte de sang : le travail est déclaré. Peu après, la dilatation est de 5 francs ; à 8 heures, elle est complète, le travail marche très vite et, à 8 heures et demie, cette femme expulse en O. P. un fœtus mort, du sexe masculin, pesant 2.110 grammes. Les bruits du cœur n'avaient plus été perçus depuis 3 heures du matin.

La délivrance se fait normalement et sans hémorragie, un quart d'heure après l'accouchement. La malade a eu encore deux crises pendant la période d'expulsion et deux autres au moment de la délivrance. Elle est dans un coma profond. On remarque la teinte franchement ictérique de tous ses téguments, ainsi qu'une tuméfaction et une teinte ecchymotique de la vulve ; il n'y a pas de lésion vulvo-périnéale. La tension artérielle est de 11 centimètres. C'est à ce moment que je vois la malade et prescris une injection de 200 grammes de sérum. Le pouls était petit et rapide. A 2 heures après-midi, cette femme semble reprendre connaissance, mais bientôt retombe dans le coma. Nouvelle injection de 200 grammes de sérum. Injection hypodermique d'éther, etc. La mort survient à 6 heures du soir.

Autopsie faite par M. le professeur Alezais le 18 novembre. On remarque d'abord une teinte ictérique des téguments du visage, du tronc et des sclérotiques.

Poumons : Le droit présente quelques adhérences pleurales en arrière et en haut ; au-dessous du diaphragme, il est anthracosique et emphysémateux, très peu congestionné. Le gauche est fortement adhérent, très congestionné et friable à la partie postérieure ; à la coupe, on fait sourdre une grande quantité de liquide spumeux.

Cœur : On note de petites hémorragies interstitielles péricardiques et sous-endocardiques.

Foie : Une longue bride part du bord antérieur du foie pour aller s'insérer sur la paroi abdominale au-dessus de l'épine iliaque antéro-supérieure droite. Le foie est uniformément couvert de petits foyers hémorragiques au niveau des insertions ligamenteuses : à la coupe, il a un aspect jaunâtre, parsemé de ponctuations rouges vineuses ; il pèse 1.825 grammes. La vésicule est pleine de bile brune et ne contient aucun calcul.

Rate : couleur lie de vin très ferme, pèse 225 grammes.

Reins : congestionnés : ils se décortiquent bien, la substance corticale est légèrement pâle et épaissie.

Capsules surrénales : de couleur jaune et de consistance assez ferme.
On note à la coupe l'aspect jaune ocre de la substance corticale ;
mêmes remarques à droite et à gauche.

Estomac : La muqueuse est parsemée de petites ulcérations super-
ficielles et de petites hémorragies.

Intestin : Il présente une coloration rougeâtre ; on trouve quelques
plaques de Peyer tuméfiées. Le duodénum et le côlon sont rouges.

Vessie : Hémorragies sous-muqueuses, notamment au niveau du
trigone.

Vagin : Hématomes sous-muqueux.

Utérus : Corps et cols couverts de caillots adhérents, surtout à la
partie postérieure du segment inférieur, lieu d'insertion du placenta.

Rectum : normal.

Aorte : souple.

Corps thyroïde : normal.

Cou : On remarque quelques cicatrices anciennes.

En résumé : Hépatite parenchymateuse hémorragique. Néphrite
aiguë. Adhérences pleurales. Congestion pulmonaire gauche. Hémorragies interstitielles diffuses. Entérocolite.

Ainsi donc, Messieurs, voilà une primipare de 27 ans, qui a
été prise, au 8ᵉ mois, de crises éclamptiques et qui a succombé
en 24 heures !

Si cette femme n'avait pas été dans le service depuis 15 jours,
si l'on n'avait pas fait l'analyse de ses urines à son entrée et
8 jours après, lesquelles n'avaient point présenté d'albumine à ce
moment, si on nous l'avait apportée en état convulsif, on aurait
pu croire que c'était une albuminurique méconnue, puisqu'on a
trouvé chez elle, le 15 novembre 1905, 6 grammes d'albumine
environ ; qu'on avait négligé de mettre la malade au régime lacté
et que l'albuminurie l'avait conduite à l'éclampsie.

Je suis loin de méconnaître — et je désire au contraire qu'il
soit toujours présent à votre esprit — le rapport qui existe entre
ces deux facteurs, ces deux manifestations qui ne sont que l'expression symptomatique d'un même état sur lequel je veux attirer
aujourd'hui votre attention.

Avant la connaissance de cette corrélation, qu'on a voulu
depuis faire trop intime, trop fatale, on s'imaginait, comme

Mauriceau, Levret, que l'éclampsie était une maladie, compliquant la grossesse, due à une congestion des centres nerveux, une pléthore gravidique, quoique la théorie fût contredite par les cas où l'éclampsie se montrait après des pertes sanguines abondantes ; alors, changeant son fusil d'épaule, c'est le cas de le dire, on attribuait ces convulsions à l'anémie. Plus tard, on compara l'affection à une névrose, c'est-à-dire à une maladie *sine materiâ*, à une manifestation nerveuse du genre de l'hystérie. Ce fut l'opinion de l'accoucheur Dubois, tandis que Blot, tout en adoptant cette manière de voir, admettait aussi que la congestion précédait les phénomènes nerveux. Avec Bright et Rayer, on en fit une néphrite. Plus tard encore, avec Peter, nous voyons en jeu la congestion hépatique et rénale, d'où la théorie de la sérumurie, expliquant la présence de l'albumine du sang dans les urines et la pratique de la saignée comme traitement. Puis vient la théorie de la super albuminose de Gubler, de l'empoisonnement du sang par les principes de l'urine : lesquels ? C'est là qu'est la difficulté de l'explication. De l'urée, elle n'est pas toxique ; du carbonate d'ammoniaque, il ne l'est pas davantage ; peut-être des principes extractifs du sang qu'on trouve dans cette urine ; et l'on ne va pas plus loin, accusant l'altération fonctionnelle ou matérielle du rein de produire cet empoisonnement, revenant en somme à la théorie de la néphrite urémique.

Avec l'apparition de la bactériologie, envahissant peut-être un peu trop exclusivement le domaine de la clinique, nous voyons des cliniciens, comme le professeur Alph. Herrgott, de Nancy, se demander si l'affection n'est pas due à un microbe ou à des toxines de ce microbe spécial ?... Je ne vous parlerai pas des expériences entreprises à ce sujet, ni de celles de Tarnier et Chamberland sur la toxicité du sérum sanguin des éclamptiques et le défaut de toxicité, au contraire, des urines. Ces expériences nous les avons toutes reproduites à notre tour et nous sommes arrivés aux mêmes résultats. Ils sont constants. Mais toutes ces théories n'apportaient à la question qu'une part de vérité, c'est pourquoi aucune ne pouvait nous satisfaire.

Après l'analyse des symptômes et leur explication, ce qui certes est une bonne méthode d'investigation, il fallait, dans une synthèse, grouper tous les phénomènes pathologiques, pour en faire l'expression clinique d'un état protopathique auquel on pourrait attribuer le syndrome de l'éclampsie !... A ce point de vue, la doctrine du professeur Pinard semble celle qui est la mieux justifiée par les faits, que l'on trouve plus nombreux à mesure qu'on les observe à la lumière de cette conception clinique : à savoir que l'éclampsie n'est qu'un accident, une manifestation de l'intoxication primitive gravidique, qu'il appelle hépatoxémie. Vous comprenez par cette dénomination le rôle que va jouer le foie ; nous allons y revenir.

L'état physiologique qu'on appelle grossesse ne produit pas toujours, fort heureusement, cette hépatoxémie ; je dirai même qu'elle la produit rarement ; mais que l'état fonctionnel, durant la grossesse, perde son équilibre, bientôt, l'épuration de l'organisme ne suffisant plus à l'élimination des toxines produites en excès, il y aura des accidents, manifestation de ce défaut d'équilibre entre l'assimilation trop abondante et la désassimilation empêchée ou trop réduite.

Je m'explique : que la peau, par exemple, cesse de fonctionner, sous l'influence du froid, et cesse d'éliminer l'urée et d'autres produits excrémentitiels ; que le foie, par exemple, ne détruise plus les toxines que lui fournit en excès l'appareil digestif ; que le rein ne soit plus un filtre parfait, et bientôt apparaîtront des accidents pathologiques, différents dans leurs manifestations, mais relevant toujours de la même cause : l'intoxication de l'économie, l'hépatoxémie. Sialorrhée, vomissements incoercibles, ictère, herpès cutané ou muqueux, purpura, albuminurie, convulsions, tout cela n'est que l'expression de l'empoisonnement du sang qui a précédé ; d'où un précepte pratique : surveiller étroitement les phénomènes biologiques durant l'état gravide et soigner les moindres accidents, comme s'ils devaient être le point de départ, le début d'accidents graves ; ne pas attendre, par exemple, la gravité de ces symptômes pour instituer le régime lacté et quelquefois s'y tenir rigoureusement.

L'exemple de la femme dont nous parlons aujourd'hui vient bien à l'appui de ce que nous venons de développer. Les vomissements ont précédé l'éclampsie, l'ictère s'est montré dès le début, attestant la participation du foie à cet état pathologique, puis l'albuminurie en grande abondance démontrant l'insuffisance des fonctions de cet organe, enfin l'éclampsie. Peut-être faudrait-il faire entrer ici en ligne de compte les antécédents personnels de cette femme : anciens ganglions suppurés, herpès circiné, pseudolupus sur la joue droite, qui étaient autant de tares de l'organisme. En tout cas, alimentation défectueuse et intempestive.

J'ai vu, il n'y a pas bien longtemps, avec le docteur Riss, en ville, un cas qui se rapproche, à certains égards, de celui dont je viens de vous parler : c'était une jeune femme de 20 ans, secondipare, qui, à la fin du deuxième mois de sa grossesse, fut prise de vomissements dits incoercibles. Tout d'abord et pendant 15 jours, quoique les vomissements fussent incessants, l'état général ne semblait pas s'en ressentir : le pouls était bon, il n'y avait pas eu d'amaigrissement et le régime lacté, accepté avec répugnance, ne fut pas rigoureusement suivi. Quand je la vis, on voulait à toute force me faire interrompre la grossesse. Je m'y refusai, car rien ne paraissait m'y obliger. Puis, forcé de m'absenter, je confiai la malade à M. Riss, qui eut la même opinion que moi sur cette femme. Deux autres confrères, appelés en consultation, furent aussi de notre avis et l'on ne vit pas l'indication de provoquer l'avortement. Cependant, si les vomissements avaient disparu, le pouls devenait mauvais, il y avait de l'ictère et rétention d'urine, laquelle était acajou foncé, presque noire et contenait du sang. Mais la malade, à qui l'on avait fait des injections de sérum, pouvait supporter un peu de nourriture, lorsque tout d'un coup, le lendemain du jour où je la revis avec le docteur Riss, elle succomba, sans qu'on ait eu le temps d'aller le chercher !

Eh bien ! Messieurs, voilà un cas des plus délicats au point de vue de la responsabilité ; vous les rencontrerez dans votre clien-

tèle... et encore qu'ils vous surprendront, faut-il au moins qu'ils
ne vous laissent point le regret de n'avoir pas fait tout votre
devoir.

En face de ces deux cas, l'interruption de la grossesse s'impo-
sait-elle ? Non, et la preuve, c'est que, chez la femme de notre
service, l'accouchement prématuré spontané a, non seulement
laissé persister les accidents sans les amender, mais même les
crises d'éclampsie, après l'expulsion du fœtus et après la délivrance, ne se sont point arrêtées. Pourquoi ? Parce qu'il y avait
une altération du tissu du foie qui n'était plus justiciable de la
grossesse, des hémorragies sous-capsulaires ou interstitielles, des
extravasations sanguines qui attestaient le trouble profond de
l'organisme ; et, sans doute, chez la malade de la ville, des lésions
analogues se seraient retrouvées à l'autopsie. C'est Bouffe de
Saint-Blaise qui a attiré l'attention des accoucheurs sur ces altérations anatomo-pathologiques. Elles ont leur siège de prédilec-
tion dans le tissu hépatique : ce sont d'abord des hémorragies,
puis la nécrobiose des foyers, puis le transport dans le torrent
circulatoire de portions infinitésimales altérées de ces foyers, de
véritables embolies que l'on retrouve dans la rate, les reins, le
cerveau, etc., où ils forment de nouveaux noyaux hémorragiques
qui ont le même sort, et vous voyez la lésion protopathique dont
je vous parlais tout à l'heure, car elle est concluante, quoique
pouvant se montrer à des degrés différents.

Pour conclure, je dirai que l'autopsie de la malade de l'hôpital
est venue nous tranquilliser sur notre conduite, et, pour notre
malade de la ville, nous avons la ferme conviction qu'elle aurait
succombé même si nous avions interrompu la grossesse et que
peut-être elle aurait succombé à l'administration du chloroforme.

Vous savez combien je redoute peu l'emploi de cet anesthésique
merveilleux, que l'on ne remplacera pas, malgré la campagne
des partisans de l'éther et autres méthodes ; mais, en la circonstance, je ne l'aurais employé qu'avec une très grande appréhension,
à cause des portes d'élimination qui étaient fermées, si j'ose ainsi
m'exprimer ; d'un autre côté, faire l'opération sans endormir la
malade, il ne fallait pas y penser — autant il est facile de provo-

quer des contractions utérines dès le 8ᵉ et même le 7ᵉ mois, qui
sont suivies de l'expulsion du fœtus et du placenta, autant il est
difficile, ou au moins douloureux, de dilater rapidement et de
vider complètement un utérus de 3 mois. Je n'ai donc aucun regret de m'être abstenu et, j'en suis sûr, M. Riss non plus.

Je veux maintenant attirer votre attention sur un autre point
intéressant de l'observation qui a fait le sujet de cet entretien.

Vous m'avez souvent entendu dire que l'albuminurie se révé-
lait chez les femmes grosses par une augmentation du coefficient
de la tension artérielle. Alors, en effet, que chez les femmes enceintes à terme, ou près du terme, nous trouvons 13, 12 et même
11 ; chez les albuminuriques nous enregistrons les chiffres de 15
et 16 et même au delà. Cependant chez notre malade nous n'a-
vons trouvé que 12 avec 6 grammes d'albumine dans l'urine ;
elle faisait donc exception !

C'est qu'ici la haute tension, due à l'insuffisance rénale était
compliquée d'une autre altération plus considérable du foie. Dans
les toxémies, il n'y a pas toujours acuité de la tension, il y a au
contraire hypotension, nous l'avons démontré avec le docteur
Reynaud et cette hypotension se montre surtout dans les états
hémorragiques comme celui que présentait notre malade. Le
sang, au lieu d'être contenu dans des vaisseaux intacts, fermés
et réagissant sur l'ondée sanguine, fusait au contraire dans les
tissus par des fissures et dès lors ne pouvait plus produire qu'une
tension très faible. Et c'est pourquoi, m'abstenant de faire des
injections sous-cutanées de sérum chez les albuminuriques en
général, pour ne pas augmenter la tension, j'en ai ordonné
au contraire chez celle-ci qui avait de l'hypotension. Vous voyez
combien l'examen au sphygmomètre est important, puisqu'il
sera le critérium de l'emploi de ce moyen thérapeutique, excellent ou nuisible : les injections de sérum dans l'état puerpéral pathologique. Nous discuterons une autre fois plus au long
ce sujet de la tension artérielle chez les femmes enceintes, et vous
verrez que nous pourrons en tirer des indications de la première
importance.

PRONOSTIC DE L'ÉCLAMPSIE (1)

I

Messieurs,

Vous venez de voir, dans nos salles d'isolement, une femme dont l'histoire est intéressante à plus d'un point de vue. C'est une grande multipare, elle a déjà eu sept grossesses, absolument normales. Elle est entrée hier au soir, 13 mai, dans le service, au huitième mois de sa grossesse, ayant eu quatre crises d'éclampsie.

La grossesse actuelle s'était passée sans incidents, tout était normal : le 12 mai, cette femme ressent des douleurs de reins très intenses, au point que, se croyant sur le point d'enfanter, elle n'ose plus s'aventurer dans la rue. Le 15 mai, dans le courant de la nuit, elle éprouva à plusieurs reprises un besoin pressant d'uriner ; mais, à chaque miction, elle n'émet que quelques gouttes d'urine. La nuit a donc été assez agitée, sans grand sommeil, lorsque le matin, à mesure que le jour grandit, notre malade s'aperçoit qu'elle n'y voit presque plus ; les objets lui semblent estompés, troubles, et dansent devant ses yeux. Elle ressent un profond mal au cœur, accompagné de douleurs de tête très intenses, cerclant le sommet du crâne et la nuque. Elle essaie de faire son ménage et préparer son dîner ; elle y parvient

---

(1) Leçon rédigée par M. Abeille, interne du service.

à grand'peine et mange sans appétit un petit morceau de viande ;
à 3 heures, elle ressent des crispations dans les mains, ses doigts
se tordent ; elle a des « fourmis » le long des avant-bras ; le
nuage s'accentue, plus épais, devant ses yeux, elle sent qu'elle
va perdre connaissance et n'a que le temps de se laisser tomber
sur le parquet...

Ici une lacune complète dans le récit de la malade ; combien
de temps est-elle restée ainsi sans connaissance ? Elle ne sait ;
mais elle a dû faire du bruit en tombant, car sa voisine est ac-
courue à son aide.

Et remarquez, Messieurs, en passant, quelle solidarité unit ces
pauvres gens ; la voisine va s'occuper de la malade, l'accompa-
gner au milieu de péripéties fastidieuses et fertiles en émotions,
et ne l'abandonnera que lorsqu'elle l'aura remise à l'hôpital entre
de bonnes mains.

Notre malade est revenue à elle, mais se sent réellement mal.
Elle sort, escortée de la voisine, se rend chez une accoucheuse,
qui l'éconduit assez brutalement, pour des raisons sur lesquelles
je préfère ne pas insister. Elle rentre chez elle et là est en proie
à deux nouvelles crises, en présence de sa voisine, qui s'empresse
de la mener en voiture à l'hôpital ; dans le trajet, nouvelle crise,
dont la description ne laisse aucun doute sur leur nature éclamptique, aux sages-femmes chargées de l'admission.

Voici dans quel état se trouve la malade à son arrivée dans le
service. C'est une femme assez âgée ; son billet d'entrée porte
36 ans, on lui en donnerait facilement 10 de plus. Ses traits sont
amaigris, creusés, décolorés. Elle paraît complètement hébétée ;
elle peut cependant répondre, quoique avec une certaine difficulté,
aux questions qu'on lui pose. La langue porte, sur son bord droit,
les traces non douteuses d'une morsure ; les urines obtenues par
cathétérisme sont claires et contiennent 8 grammes d'albumine
par litre. Le thermomètre marque 38°.

L'utérus est assez développé : le palper révèle une présentation
du sommet en position gauche, non engagée. L'auscultation pratiquée par notre interne et l'élève de garde est absolument négative.

La malade est isolée, loin de tout bruit ; on lui administre un grand lavage intestinal, suivi d'un lavement calmant ; elle est soumise au régime lacté absolu.

Ce matin, nous venons de la voir. Elle est en meilleur état ; la physionomie est assez éveillée ; la nuit a été bonne ; les urines ont été abondantes, la température est descendue à 37°5 La tension artérielle, sur laquelle j'insiste beaucoup, est faible, 11 à 12. Nous auscultons le globe utérin avec le plus grand soin ; plusieurs élèves recherchent à leur tour les battements du cœur fœtal. Le résultat est absolument négatif : le fœtus est mort.

Vous avez reconnu, chemin faisant, au cours de cette histoire, les principaux caractères des accès éclamptiques, et bien que nous n'ayons assisté à aucun de ces accès, le doute n'est pas permis.

Vous savez que l'éclampsie est une manifestation de l'intoxication générale de l'organisme par une toxémie, l'hépatoxémie de Pinard. Telle est, du moins, l'opinion admise aujourd'hui depuis les travaux de son élève Bouffe de Saint-Blaise en particulier. L'intoxication du sang amène de l'albuminurie ; mais il est ici un facteur important qui est entré en jeu pour transformer cette albuminurique en éclamptique, c'est la misère physiologique, le surmenage.

Quel est l'avenir de notre malade ? Il est bien entendu que nous allons continuer le traitement déjà commencé et en particulier le régime lacté absolu, jusqu'à ce que l'examen des urines ne nous révèle plus trace d'albumine. Je crois que nous pouvons porter un pronostic favorable. Vous voyez que les crises ont tendance à s'espacer ; peut-être même ne reparaîtront-elles plus. La température est revenue à la normale ; la tension artérielle, si invariablement élevée dans l'éclampsie, est ici plus faible que normalement ; les urines sont abondantes. Toutes ces observations ont certainement leur valeur. Mais le signe sur lequel j'insiste tout spécialement est celui-ci : le fœtus est mort. Ce fait, dont nous ne voudrions pas nous réjouir, nous le constatons et nous savons que cette femme lui devra probablement la vie. Une fois le fœtus mort, les échanges actifs entre la mère et le fœtus cessent ; il y a par là même, pour la mère, une source d'intoxication supprimée ; de plus, le travail du foie est diminué dans de notables proportions. Du reste, de quelque façon qu'on interprète le résultat, un fait est là, constant, que j'ai pu constater bien souvent : une fois le fœtus mort, les accès cessent presque toujours. Je compte vous parler de cette femme dans une prochaine leçon et souhaite que nos heureuses prévisions se réalisent.

II

Je vous ai entretenus, la dernière fois, d'une éclamptique actuellement dans le service, et je vous ai dit que je me croyais en droit de porter un pronostic favorable. Les faits ont dépassé mes espérances ; car, trois jours après, nous avons pu prononcer le nom de guérison absolue. Voici en quelques mots ce qui s'est passé. Notre malade n'a plus eu de crise. Le jour même de notre examen, vers midi, elle a commencé à ressentir des douleurs très intenses ; au toucher, on constata un effacement complet du col et même un début de dilatation, qui ne fit que s'accentuer ; la tête s'engagea alors profondément. A une heure un quart, la dilatation se compléta et, après dix minutes d'efforts, la femme expulsa en occipito-pubienne un fœtus mort pesant 2.550 grammes ; la mort paraissait remonter à un ou deux jours ; la délivrance se fit normalement, le placenta pèse 400 grammes ; vous le voyez là, c'est un placenta truffé type ; il présente de nombreux foyers hémorragiques, anciens et récents La température est restée normale après l'accouchement, la tension artérielle est toujours faible, les urines sont toujours abondantes ; le lendemain de l'accouchement, elles contiennent 7 gr. 50 d'albumine par litre ; le surlendemain, l'analyse ne révèle plus que des traces d'albumine, qui, au bout de deux jours, disparaissent complètement.

L'état général est maintenant excellent, la femme peut être considérée comme hors de danger. L'événement est donc venu confirmer nos prévisions.

Je voudrais revenir aujourd'hui sur les raisons de notre optimisme, au sujet de l'avenir de cette femme.

Il y a cinq facteurs qui entrent en jeu dans la discussion du pronostic :

1º *La forme et le nombre des accès* ; il est d'abord d'observation courante que plus la femme a d'accès, moins elle a de chance de guérir ; cependant ceci n'est pas absolu ; nous avons vu des femmes avec 30, 40, 50 accès et guérir.

Depaul, dans ses *Leçons*, cite un cas suivi de guérison où on nota plus de 100 accès ; d'autre part, on voit des femmes succomber au premier, deuxième et troisième accès ; il est donc nécessaire de faire ces restrictions. Mais ce qui est plus important que le nombre des accès, c'est la distance à laquelle ils se reproduisent. Le pronostic devient très sombre lorsque les accès sont subintrants ; la femme n'a pas le temps de sortir de son coma, qu'elle est déjà secouée par une nouvelle crise. Au contraire, et c'est le cas pour notre malade, lorsqu'il y a rémission marquée entre chaque accès, lorsqu'il n'y a pas ou presque pas de période comateuse, on peut considérer que l'on a affaire à une forme bénigne.

2º Le deuxième facteur qui entre en ligne de compte, c'est l'*urine*. Il faut non seulement considérer la qualité de l'urine, c'est-à-dire sa teneur en albumine, et aussi en urée, mais encore et surtout la quantité des urines. Que toutes vos éclamptiques soient dotées d'un bocal gradué ; et si, pour une raison quelconque, elles ne peuvent uriner dans un récipient spécial, sondez-les, de manière à savoir, d'une façon exacte, la quantité d'urines émises dans les vingt-quatre heures, jusqu'à cessation des crises. Vous verrez des femmes qui n'urineront que 100, 150, 200 grammes d'urine dans une journée ; pour celles-là, le pronostic est extrêmement sévère ; le rein peut se fermer presque complètement : il se produit un véritable empoisonnement du sang par tous les déchets de l'organisme, qui, au lieu d'être drainés dans les émonctoires rénaux, sont emportés dans le torrent circulatoire. Jusqu'à présent, ces cas d'anurie, ou tout au moins d'extrême oligurie, étaient considérés comme désespérés ; l'espoir semble renaître, grâce à un

nouveau traitement, sur lequel mon ancien élève et excellent collègue, le docteur Piéri, vient de lire un très intéressant rapport au
Congrès d'Alger : c'est la décortication des reins. On s'est demandé si dans l'éclampsie, qui s'accompagne, on peut dire toujours, d'albuminurie, il ne se produit pas une congestion intense
des éléments du rein et même un véritable œdème ; c'est ce que
les autopsies ont démontré. Mais le rein est emprisonné dans sa
capsule fibreuse inextensible, et fatalement les tubes urinifères
sont comprimés au point qu'ils ne laissent plus passer l'urine.

Que l'on incise cette capsule fibreuse, et, suivant les cas que
l'on incise ou non le parenchyme rénal lui-même, l'urine s'écou-
lera librement. C'est ce que plusieurs chirurgiens ont tenté, et
plusieurs cas, que l'on pouvait considérer comme désespérés, se
sont terminés par la guérison.

3° En troisième lieu, il faut noter avec soin la *température*. La
courbe thermique vous renseignera utilement sur la gravité de la
maladie ; qu'elle se maintienne très élevée, entre 39° et 40°, ou
qu'elle s'abaisse brusquement au-dessous de la normale, c'est de
toute façon un mauvais signe.

Notre malade, qui avait 38° le jour de son arrivée, n'avait plus
que 37°5 le lendemain et les jours suivants.

4° Un élément que je considère comme important et sur lequel
j'insiste beaucoup, c'est la *tension artérielle*.

Nous avons admis comme chiffre moyen, avec le sphygmomètre de Verdin, 14 à 15. Toutes les fois qu'il y a de l'albumine
dans les urines, la tension s'élève et atteint 16, 18, 20, surtout
lorsque l'albuminurie n'est qu'un acheminement vers l'éclampsie
qui va se produire. Dans le cas présent, la tension atteignait à
peine 11 ; c'est un signe de bon augure, qui, joint aux autres,
peut faire prévoir une amélioration.

5° Enfin un dernier facteur de pronostic, et de la plus haute
importance, c'est *l'état du fœtus*. Est-il vivant ou mort ? Dans ce
dernier cas, si la femme a pu résister jusque-là sans être trop
profondément épuisée par la lutte, elle guérira.

La mort du fœtus se produit très souvent. Il est déjà très mal nourri : rappelez-vous les lésions du placenta albuminurique ; combien de fois n'avons-nous pas vu des enfants superbes naître morts ; et nous ne trouvions qu'un placenta truffé qui donnait la clef du mystère. Et quel trouble vont apporter à la circulation fœto-placentaire d'abord les convulsions toniques, puis les convulsions cloniques et l'état véritablement asphyxique de la mère? Il arrive bien souvent que le fœtus soit tué à la première attaque ; de toutes façons, quelques jours après il va être expulsé macéré, à moins que, l'œuf ne s'étant ouvert, le fœtus ne soit à l'état de putréfaction ; il se produit alors des accidents infectieux d'une gravité toujours grande. La règle est donc que le fœtus meurt. Il existe des exceptions.

Je me souviens d'une femme enceinte de six mois, qui arriva dans le coma ; elle guérit, et trois mois après vint accoucher d'un fœtus en parfaite santé. Il peut arriver qu'une fois le fœtus mort, la mère continue à le porter jusqu'au terme ; nous avons vu ce fait se produire il y a quelques années dans le service. Mais ce sont des exceptions. La chose importante, c'est la mort du fœtus.

Vous comprenez de combien se trouve allégé le travail de tout l'organisme maternel et en particulier de son foie, si profondément atteint.

Voilà donc, Messieurs, les principaux éléments de pronostic que la clinique met à notre disposition lorsque nous nous trouvons en présence de cet accident grave et impressionnant, l'éclampsie.

Je suis heureux d'avoir pu vous montrer, par un exemple clinique, que ce ne sont point des vues de l'esprit, mais bien, au contraire, des éléments de discussion et de pronostic qui pourront, au premier chef, vous être utiles dans votre pratique.

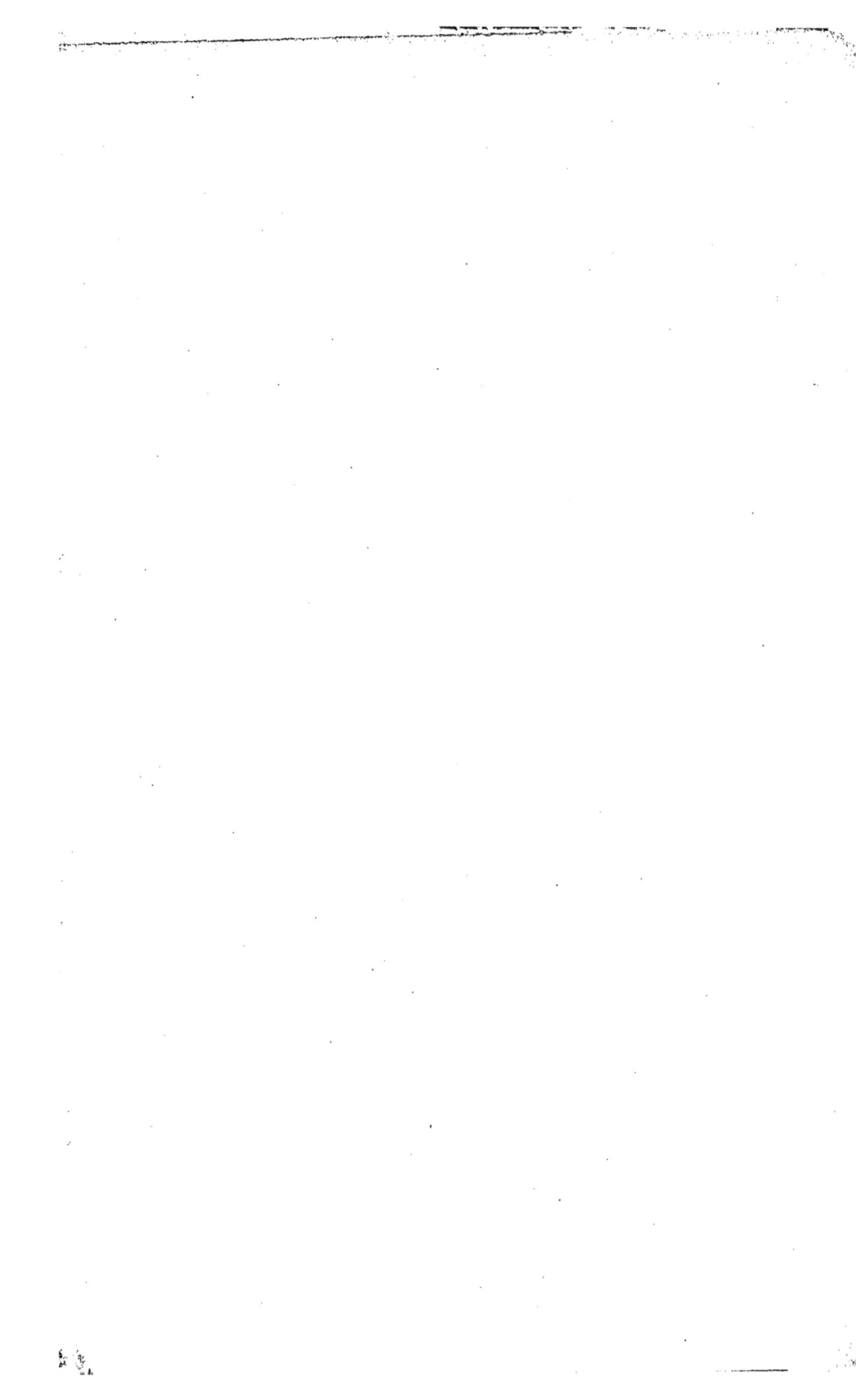

DES MÉFAITS DU CORSET EN OBSTÉTRIQUE

Je vous ai déjà indiqué les conditions normales de l'accommodation obstétricale pendant la grossesse et je vous ai montré que, ces conditions manquant, l'accommodation était entravée et que l'on se trouvait alors en face de présentations fortuites, souvent irrégulières, ou même vicieuses.

Je veux vous parler aujourd'hui d'un de ces agents qui viennent modifier la loi naturelle et préparer des mécomptes pour la parturition en s'opposant à l'accommodation normale ; cet agent vous le connaissez bien, surtout mon auditoire féminin : c'est le corset. « Espèce de corsage, baleiné, lacé derrière, dit Littré, que les femmes portent au-dessous de leurs robes et qui enveloppe et suit exactement les formes du buste depuis la poitrine, jusqu'au dessous des hanches. » Il aurait pu y ajouter un busc en acier qui descend plus ou moins bas sur le ventre et atteint quelquefois le pubis.

Je ne suis pas l'ennemi quand même du corset et je ne veux pas revenir au temps où les femmes se couvraient sans s'habiller ou recommander le pays où elles ne se couvrent pas du tout, comme à Onolulu. Mais je veux que le corset se moule sur le corps et non le corps sur le corset et, comme l'écrit Fonssagrives, je ne veux pas que ce qui doit être un appui devienne une prison.

Voyez ce qui se passe chez certaines femmes qui se soumettent à un véritable supplice pour gagner un centimètre de moins de

tour de taille et dites-moi si le jeu en vaut la chandelle ? Et ce
qu'il y a de plus fâcheux, c'est que l'habitude vient vite et l'on ne
peut plus s'empêcher de se serrer ; c'est, dit encore Fonssagrives,
l'ivrognerie de la constriction semblable à la morphinomanie.

Voyez-vous une de ces femmes allant dîner en ville ? La voilà
entre la coquetterie et la gourmandise, car si elle mange, l'inges-
tion des aliments dans un estomac ainsi emprisonné lui procu-
rera des malaises inévitables et qui lui feront quitter la table.

Je ne veux pas examiner l'influence du corset sur le développement de la femme, à l'âge de la puberté ; je rappellerai seulement que les recherches de Burns ont montré que, de 10 à 18 ans,
le bassin s'accroît de 0,03 centimètres en largeur et qu'il est mauvais de faire usage à cet âge des corsets qui serrent les hanches
et tendent à les rapprocher, c'est-à-dire à porter une entrave au
développement du bassin et à la maternité future.

Dans une conférence intéressante faite par le Dr Solowief de
Moscou, au premier Congrès national de gynécologie, obstétrique
et pædiatrie, tenu à Bordeaux, les inconvénients et les dangers du
port du corset par la femme ont été exposés d'une façon scientifique où l'érudition historique ne le disputait qu'aux raisons les
plus légitimes de l'hygiène.

Le Dr Solowief a démontré l'influence fâcheuse sur toutes les
fonctions de l'économie de la striction de cette partie du costume
féminin. Non seulement il compromet l'amplitude de la respiration, la quantité de la sécrétion biliaire, le jeu normal du système musculaire, l'équilibre du système nerveux, mais encore la
conformation matérielle du squelette et par toutes ces modifications de l'organisme la fonction primordiale de la procréation
normale.

Je ne veux pas me laisser entraîner aujourd'hui dans ces considérations physiologiques générales qui ont tant d'influence sur
la santé de la femme, mais quand des femmes se serrent au point
de creuser un sillon sur la ceinture, au point de marquer l'empreinte de cette striction sur le foie, comme l'a observé ici Valette
sur des pièces anatomiques lors de la préparation de son concours

d'anatomie, le Dʳ J. Livon et encore le professeur Ioanowski, il me sera permis d'apprécier ce que la constriction du thorax et de la partie supérieure de l'abdomen peut amener de désordre dans l'évolution régulière de la grossesse et dans quelle mesure elle peut compromettre l'accouchement normal.

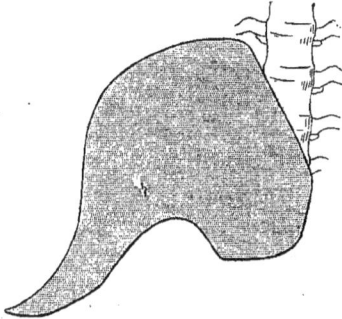

Schéma d'un foie recueilli à l'autopsie d'une jeune femme morte
de broncho-pneumonie.
Déformations subies sous l'influence du corset.

En effet, Messieurs, vous savez tous que l'utérus est un organe pelvien pouvant subir le contre-coup de la pression des organes abdominaux refoulés en bas, à l'état de vacuité ; combien plus cette compression doit s'exercer quand la matrice a acquis un volume qui ne fait que s'accroître jusqu'au dernier moment de la grossesse et qui devient dès le troisième mois un organe abdominal. L'espace occupé par l'utérus refoulé en haut, surtout chez la Ipare est en effet plus que décuplé, puisque d'après l'appréciation du grand accoucheur du xviiiᵉ siècle, Levret, sa surface n'est plus comme à l'état de vacuité d'un décimètre carré, mais de 21, à terme.

S'il est vrai que les organes abdominaux tels que les intestins sont refoulés sur le côté que n'occupe pas le globe utérin ainsi développé, celui-ci à droite généralement et ceux-ci à gauche, le foie, la rate, l'estomac, le côlon transverse sont refoulés en haut et empêchent dans une certaine mesure, je veux dire sans un effort plus considérable, le jeu du diaphragme dans l'inspiration, le fond de l'utérus étant, dans la grande majorité des cas, de plus de 30 centimètres au-dessus du pubis.

Chez la multipare, la laxité des parois abdominales, permet à cet utérus de se porter en avant, non sans inconvénient du reste, mais il est certain, et l'on n'a pas besoin d'accumuler des arguments pour le démontrer, que l'expansion du diamètre longitudinal de la cavité utérine doit être singulièrement gênée.

A l'état normal chez la femme, plus encore que chez l'homme, la cage thoracique a la forme à peu près conoïde et la base de ce cône plus large chez elle se trouve à la partie inférieure ; si bien que quand le fond de l'utérus arrive à la hauteur de la région épigastrique, les dernières côtes mobiles s'éloignent de la ligne médiane et que cette base thoracique doit s'agrandir, s'évaser. Or par la constriction d'un corset, trop serré, non seulement le refoulement en bas du diaphragme devient plus difficile, mais encore la diminution de l'amplitude de la région abdomino-costale apporte obstacle à la fonction de ce muscle et réagit sur le fond de l'organe gravide.

Quand nous traiterons de la dystocie, due aux déviations et déformations de la colonne vertébrale, nous vous dirons l'influence qu'a la diminution en hauteur de la cavité abdominale, mais pour aujourd'hui je veux vous montrer cliniquement les dangers qu'entraîne le défaut d'ampliation de la base du thorax et des hypochondres quand ceux-ci comme celle-là sont serrés par un agent, très répandu et très apprécié dans le sexe féminin, le corset, fut-il le plus élégant du monde.

Or il y a des femmes qui, au nom de cette élégance, se serrent d'une façon immodérée, je vous ai dit jusqu'à quel point. Mais il y en a d'autres qui n'ont pas même cette excuse plastique et qui, pour dissimuler une grossesse, cherchent une complicité dans la constriction exagérée par ce même corset. Dois-je ajouter que quelques-unes, plus coupables encore, connaissent les dangers que cette partie du costume féminin fait courir à la grossesse, qui savent que cette pratique peut déterminer l'avortement ?

En effet, Messieurs, de ces femmes qui, pour une raison ou pour une autre, se livrent à cet excès de striction, que je ne veux pas qualifier, les unes voient leur grossesse interrompue à une époque plus ou moins avancée ; les autres arrivent au terme, mais se sont préparé un accouchement dystocique, c'est-à-dire difficile ou dangereux.

Cette observation n'a pas échappé aux auteurs classiques, et s'ils ne sont pas très prolixes sur ce point, ils n'en sont pas moins très affirmatifs.

Déjà Pinard avait signalé l'énorme différence du pronostic des présentations dans la vie active et dans la vie sédentaire :

	Vie active.	Vie sédentaire.
Face.	1 : 139	1 : 137
Tronc.	1 : 139	1 : 45,8
Siège	1 : 46	1 : 14,7

Joignez-y le corset, vous comprendrez très bien l'influence qu'il peut avoir sur la production des présentations du siège et de celles du tronc : sur les premières en gênant l'évolution du fœtus vers le septième mois, sur les secondes en diminuant le diamètre longitudinal de la cavité utérine au profit du diamètre transversal.

Je crois aussi, avec Tarnier, avec Playfair, que parmi les causes de la présentation de l'épaule, une des plus efficaces est la constriction de la taille par le corset, aussi fréquente que la conformation anormale de l'utérus.

Toutes ces considérations ne sont ni littéraires, ni humoristiques, ni théoriques, elles trouvent leur justification et leur contrôle dans les faits cliniques que nous avons récemment observés et dont voici le résumé :

I. Primip. 19 ans, à terme. Epaule droite, dos en avant, dans le service devient siège.

II. Primip. 23 ans, fin du 9e mois, épaule droite, dos en avant.

III. Primip. 28 ans, fin du 9e mois, S. I. G. A. complet.

IV. Primip. 23 ans, 8ᵉ mois, S. I. D. P. complet.

V. Primip. 17 ans, 7ᵉ mois, O. I. G. A.

VI. Primip. 23 ans, 8ᵉ mois, S. I. G. A. Variole, décès.

VII. Primip. — 6 mois. Siège. Mort-né.

Ainsi donc voici, en moins d'une année, 7 observations, chez 7 primipares, celles qui ont le plus d'intérèt à dissimuler leurs grossesses, où nous trouvons quatre interruptions prématurées de cette grossesse et l'une d'elles à 6 mois.

Dans le nombre toujours plus et trop considérable d'avortements que nous voyons dans le service de gynécologie, je vous ai fait maintes fois remarquer que le vêtement dont nous parlons n'y était pas étranger, mais pour aujourd'hui je ne veux retenir que sa fâcheuse influence sur les présentations qui éloignent de la normale O.I.G.A. et O.I.D.P., l'orientation du fœtus.

Ainsi sur 7 accouchements, grâce au corset, et de toutes les observations, nous n'avons pris que celles où la taille présentait des traces non douteuses de la striction, grâce, dis-je, à cet agent, nous n'avons eu qu'un sommet et quatre sièges et deux épaules, c'est-à-dire que dans ces 7 accouchements où les femmes étant bien conformées nous aurions dû avoir 7 sommets et 7 accouchements spontanés, il y a eu 6 interventions : intervention sérieuse pour l'épaule, version interne, interventions, quelquefois difficiles, pour les 5 sièges. Vous savez en effet, bien que la parturition puisse être spontanée dans les présentations du siège, qu'il faut presque toujours dégager la tête au dernier moment et, sans parler des autres difficultés qu'on peut rencontrer avant ce moment qui nécessitent aussi une intervention plus précoce, combien cette manœuvre nécessite de décision et de rapidité et je dirai une certaine adresse qu'on ne trouve pas souvent chez les praticiens qui ne sont pas des accoucheurs, c'est-à-dire qui n'ont que par occasion celle d'être en présence d'une présentation du siège. J'en ai vu, et ici même, de ces cas où l'enfant bien vivant jusqu'au dégagement de la tête dernière succombait à ce moment-là. Il vaut donc toujours mieux avoir affaire à un sommet et c'est pourquoi nous recommandons toujours et vous nous voyez pratiquer toujours aussi la version par manœuvre externe quand ce n'est pas le sommet qui est engagé ou au détroit supérieur. La version par manœuvre externe, n'est pas une intervention dangereuse et elle est à la portée de tout le monde.

J'ai dit une version par manœuvre interne en présence de deux présentations de l'épaule ? C'est que l'une d'elles, durant le séjour de la femme à la Maternité s'est transformée en siège. Et cela nous rappelle une observation plus ancienne où chez une femme arrivant en travail, corsetée et fortement serrée, à la Maternité, présentant une épaule, celle-ci, pendant qu'on aseptisait la parturiente et que Mlle Mouren se disposait à procéder à la version interne, se changea en sommet. Il avait suffi d'enlever l'obstacle à l'accommodation, le corset, pour que la présentation se corrigeât d'elle-même.

A ces 8 observations, il faut ajouter celle de la femme que vous venez de voir, couchée au n° 6, qui a accouché la nuit passée dans les conditions suivantes : Ipare, 20 ans, forte et robuste, bien conformée, se disant à terme. Ses règles dernières auraient eu lieu du 20 au 25 juin, elle est très affirmative sur ce point. Cependant l'enfant ne pèse que 2.200 grammes.

Expulsion spontanée et simultanée du fœtus et du placenta.

L'enfant né vivant n'a pas survécu.

Messieurs, nous nous sommes demandé quelle avait été la cause : 1° d'un accouchement à terme d'un enfant si petit, chez une femme bien constituée ; 2° de la sortie hâtive du placenta ; et en examinant cette femme des pieds à la tête, nous nous sommes rendu compte que c'était l'usage du corset très serré pendant tout le temps de cette grossesse. La femme a avoué, et ses aveux n'étaient pas nécessaires, car nous avons trouvé et nous vous avons montré un sillon circulaire de deux travers de doigt autour de la taille, dont l'épiderme est desquamé et dont la coloration brune indique que la constriction n'était pas de date récente.

Ainsi donc c'est encore un méfait à enregistrer au compte du corset que celui du défaut de développement du fœtus et du décollement du placenta.

Messieurs, je vous disais en commençant que je n'étais pas l'ennemi quand même du corset et comme tous les accoucheurs je l'admets à condition qu'il soit un soutien et non point un lien constricteur. Chez certaines femmes, il permettra à l'utérus développé de se maintenir dans une situation régulière et au contraire de l'autre trop malencontreux, il facilitera l'engagement par le sommet, ce que nous devons toujours rechercher pour le salut de la mère et de l'enfant. Quand vous serez lancé dans la clientèle, vous apprendrez qu'on fabrique des corsets, dits de grossesse, ceux-là, s'ils ne font pas de bien, au moins ne font pas de mal, ce sont ceux dont vous devrez conseiller l'emploi à vos jeunes clientes et je désire que vous en ayez beaucoup.

DES OCCIPITO-ILIAQUES GAUCHES POSTÉRIEURES

MESSIEURS,

Les hasards de la Clinique nous permettent aujourd'hui de vous parler de deux femmes, une à la Maternité, une à la Clinique, qui toutes deux présentent les mêmes particularités obstétricales. Vous avez vu combien était difficile le diagnostic de la présentation et de la position des fœtus chez l'une et chez l'autre. Et je saisis cette occasion pour féliciter notre interne, M. Poësy, de la sûreté de son diagnostic ; quant à Mlle Mouren, ce ne serait qu'une redite maintefois exprimée ici.

Vous avez constaté que ces femmes ne nous donnaient pas la même impression que d'habitude, lorsqu'elles sont à terme et quand, tous, vous pouvez dire immédiatement que la grossesse est évidente, que le fœtus se présente en sommet et que le sommet est en position gauche antérieure ou droite postérieure ; car ce sont là les deux positions que l'on observe le plus souvent : la première et la seconde comme disaient les anciens accoucheurs.

C'est, en effet, à l'une des extrémités du diamètre oblique gauche que se trouve normalement l'occiput, quand le sommet est engagé et par conséquent fléchi. Et vous vous rappelez que par le palper on se rend compte que les bouts des doigts d'une main sont arrêtés par le front d'un côté et ceux de l'autre main par l'occiput du côté opposé, celui-ci plus bas que le premier.

Eh bien ! Ce diagnostic est facile en général, vous l'éprouvez tous les jours, mais il peut présenter dans certains cas quelques difficultés. Difficultés inhérentes à la corpulence de la femme, à l'œdème, à la tonicité des parois utérines, à la quantité de liquide amniotique ce qui va ensemble, à la présence des contractions au début du travail et enfin au nombre ou à la situation des fœtus, c'est cette dernière seule, la situation du fœtus, que je veux retenir aujourd'hui.

Sachez bien que si les positions O.I.G.A et O.I.D.P se reconnaissent de prime abord, la position O.I.G.P semble au contraire se dérober à votre exploration et qu'il faut un examen beaucoup plus attentif pour la dépister.

Tous les auteurs modernes insistent sur les erreurs possibles et particulièrement sur la confusion avec une grossesse gémellaire et cela pour deux motifs : 1° à cause des nombreuses petites parties fœtales facilement accessibles sous les doigts qui palpent ; 2° à cause des particularités de l'auscultation. Les petites parties sont antérieures, le dos du fœtus en arrière et à gauche, peu abordable, le front très saillant en bas et à droite, alors que l'occiput, très profond à gauche, semble se dérober ; le foyer d'auscultation est souvent double, on en trouve un très en arrière à gauche et un autre, quelquefois plus éclatant à droite. Voilà ce qu'il faut savoir et ce que nous vous avons fait constater, après quelques hésitations, chez les deux femmes que nous venons d'examiner.

Vous savez qu'il est d'opinion courante que les occipito-postérieures droites se terminent en occipito-pubiennes presque aussi souvent que les antérieures ; après que sous l'influence des contractions l'occiput fléchi a tourné pour se mettre successivement en rapport : 1° avec l'extrémité droite du diamètre transverse ; 2° avec l'éminence iléopectinée du même côté et 3° enfin, de l'arcade pubienne et cela d'après West 96 0/0.

Dès 1838, notre maître Villeneuve avait déjà posé en principe que la rotation était la règle dans les secondes et le contraire l'exception.

En est-il de même pour les gauches postérieures ? C'est sur ce point que va porter la leçon d'aujourd'hui.

Depuis longtemps j'ai été frappé, et Mlle Mouren avait fait la même remarque, de la fréquence relative du dégagement de la tête en OS, dans cette variété oblique postérieure du sommet.

Sur un sujet où les observations sont rares, 0,50 0/0 d'après notre statistique, nous avons pu recueillir 40 observations depuis 1900. Or sur ces 40 cas, 16 fois, c'est-à-dire plus du tiers, la rotation ne s'est pas effectuée et l'accouchement s'est terminé en OS, soit spontanément, 6 fois, ou par le forceps, 10 fois, parce que l'on n'a pu ramener l'occiput au-dessous du pubis.

Dans un bassin rétréci, on a été obligé de recourir à la symphyséotomie. Enfant vivant, 4.550 gr., je n'en parlerai pas.

Pour ces 40 cas, il y a eu 23 applications de forceps.

13 fois, on a pu ramener l'occiput sous le pubis (dégag. OP) ;

10 fois, cela a été essayé vainement (dégag. OS).

Ces 40 cas ont trait à 22 Ip qui ont exigé 19 forceps et à 18 Mp pour lesquelles le forceps a été appliqué 4 fois. Remarquez la différence entre le sort des Ip et celui des Mp !

Eh bien ! je ne veux retenir que les deux particularités suivantes :

Dans les O.I.G.P. les applications de forceps sont plus fréquentes et le dégagement en OS plus fréquent aussi et de beaucoup que dans les droites postérieures.

C'est que les deux positions fondamentales sont les O.I.G.A. et les O.I.D.P., peut-être parce que le diamètre oblique gauche est un peu plus grand que le diamètre oblique droit, du moins c'est une raison. C'est, d'après Frisch, dans le diamètre gauche que doit toujours s'orienter la suture sagittale, normalement, que l'occiput soit à gauche et en avant ou à droite et en arrière. Les autres positions sont anormales ou accidentelles ; en un mot quand le diamètre antéro-postérieur du crâne n'est pas en rapport avec le diamètre oblique gauche, c'est qu'il y a une raison ; soit que le bassin, sans qu'il y paraisse, ne soit pas absolument symé-trique et que le diamètre oblique gauche soit raccourci, soit ce que nous avons pu constater dans deux cas par le toucher, que le promontoire ne soit pas médian, ou bien que l'une des épines sciatiques soit plus saillante que l'autre, comme ce que vous pouvez contrôler chez la femme que nous observons en ce moment à la Clinique. Cette remarque concorde avec ce que nous savons des bassins viciés dans lesquels les postérieures sont fréquentes et nous aurions la partie trop belle s'il nous fallait le démontrer. Nous serions aussi d'accord avec Mme Lachapelle qui dit : « La conformation du bassin est telle qu'elle change nécessairement la direction de la tête du fœtus et c'est ordinairement d'une manière favorable à la terminaison de l'accouchement ». Ordinairement, oui ! mais comme le dit Varnier : « il est des détroits inférieurs pour lesquels la rotation en OS semble le mécanisme normal ainsi qu'en témoigne la répétition de ce mode de dégagement au cours de plusieurs accouchements ». De même que pour les présentations du tronc, il est des formes d'utérus qui les reproduisent à toutes les couches, de même il est des bassins qui reproduisent les occipito-postérieures à tous les accouchements, chez la même parturiente. Il faut encore accepter l'influence de la direction du grand axe de l'utérus. Pinard signale l'obliquité antérieure de cet organe comme un des facteurs des positions gauches transversales. Il est certain que la résultante de ces contractions peut pousser irrégulièrement la tête si la matrice est dans un ventre propendulus et il n'est pas excessif d'admettre que la partie la plus large du sommet puisse être poussée en arrière. Nous n'avons pas observé que le volume du fœtus fût une cause d'empêchement à la rotation en avant de l'occiput. Sur les 5 enfants de plus de 4.000 grammes que nous avons eus, 2 se sont dégagés en OP spontanément, un en OS spontanément aussi. Il y a eu un seul forceps, occiput dégagé en OP et enfin le cinquième était celui de la symphyséotomie.

Mais d'autre part nous avons eu des diamètres bipariétaux de 10 chez des enfants de plus de 3.000 grammes, où il est vrai le dégagement, malgré le forceps, n'a pu se faire qu'en OS.

Il faut tenir compte aussi de la forme de la tête, comme le prouve l'observation suivante :

IIp 25 ans, brodeuse, en travail le 20 décembre 1907, diagnostic difficile quelques jours avant, mais ferme. O.I.G.P. dos à gauche en arrière, petites parties fœtales dans la région antérieure de l'abdomen, à l'auscultation double foyer, un à gauche et en arrière, un à droite — tête non engagée — front saillant en avant et à droite — quand le travail a amorcé la tête, la dilatation étant presque complète, par le toucher on peut contrôler le diagnostic et reconnaître la suture sagittale dans la direction du diamètre oblique droit à dilatation complète, la poche éclate et le front se sent derrière l'éminence iléo-pectinée droite et la grande fontanelle au milieu de l'excavation. Puis la tête s'engage profondément et au lieu du front qu'on croyait voir paraître, c'est le sommet qui s'offre à notre examen OP.

Ce mécanisme du dégagement du front premier n'est pas inconnu. Chailly, Moreau l'ont indiqué, Tarnier l'a décrit et nous en avons vu nous-même deux fois dans notre pratique hospitalière.

Ici c'est peut-être à la forme arrondie de la tête qu'a été dû ce mécanisme de rotation, heureuse, puisqu'elle a permis à l'occiput de venir se dégager sous le pubis. Voici les diamètres de la tête :

OF — 11	Bipare 9 /12
S.O.B — 10	Bitemp. 9
S.O.F — 11	S.M.B. 10

Il n'est pas douteux que la conformation de cette tête n'a pas été étrangère à ce qui s'est passé.

Enfin une application de forceps à la vulve a terminé l'accouchement.

S'il est vrai que le volume du fœtus n'est pour rien dans la production et la persistance des-occipito-postérieures gauches, il n'en est pas de même d'un autre facteur, noté par tous les auteurs et accepté par eux puisqu'ils ont tous cherché à le corriger par des manœuvres plus ou moins heureuses : je veux parler du défaut de flexion du sommet, de « l'horizontalité de la tête » comme disait Mme Lachapelle Après Tarnier, Pinard, etc., Varnier y insiste

dans son obstétrique journalière et comme nous sommes tous
d'accord, je passe ; seulement je relèverai ce point important c'est
que si la flexion n'est pas obtenue par un moyen ou par un autre,
plus souvent dans l'application du forceps dont c'est le premier résultat, le dégagement ne pourra se faire, autrement qu'en intéressant les parties maternelles et fœtales, même si on doit sortir la
tête en OS.

Voyons ce qu'il faudra faire en face d'une telle présentation en
O.I.G.P. D'abord il y a un très grand intérêt à la diagnostiquer
de bonne heure, un grand intérêt en vue d'une application possible de forceps ; en second lieu il ne faut pas se livrer à des manœuvres intempestives et surtout hâtives. Et dans les observations de
la clinique ce fait a été bien mis en lumière, et nous a rappelé
le chapitre de l'admirable ouvrage de Farabœuf et Varnier : la
nécessité de fléchir la tête, par une préhension je dirai provisoire,
c'est-à-dire le plus en arrière possible, suivie, avant que l'instrument dérape, d'une préhension plus régulière, comprenant les
bosses pariétales dans les fenêtres des cuillères de l'instrument,
avant de dégager l'occiput en OS toutes les fois que le sommet
n'obéit pas à l'impulsion du mouvement de rotation. Dans les
droites postérieures qui ne font pas question ici, la rotation s'ob-
tient presque toujours et le passage de la main derrière l'oreille
postérieure transforme la variété postérieure en transversale.
Quoique les auteurs signalent la même conduite dans les gauches
postérieures, elle n'est pas toujours suivie des mêmes résultats et
réussit même rarement, je veux dire que les gauches sont plus
persistantes que les droites et qu'il faut plus souvent les dégager
en occipito sacrées ; ce qui du reste entre des mains prudentes et
expérimentées se fait assez facilement et sans danger, quand on est
sûr de son diagnostic.

Ainsi donc si vous ne voulez pas mettre en péril la vie du fœtus
et compromettre l'intégrité des parties matérielles, il faudra :

1° Eviter et empêcher au besoin des interventions trop hâtives ou ayant pour but la mutation de la position qui changeront
le plus souvent un accouchement spontané en un accouchement
dystocique.

2° Ne pas vouloir quand même, dans une application de forceps faire évoluer l'occiput en avant et le dégager au contraire en arrière, en ayant soin de procéder d'abord à sa flexion et je dirai à une flexion exagérée, jusqu'à ce que la nuque étant au devant de la commissure postérieure de la vulve, vous puissiez au contraire le défléchir sans crainte d'intéresser le périnée.

Ainsi donc, Messieurs, pour me résumer, je dirai que si je ne suis pas aussi optimiste que Varnier qui, selon moi, n'a pas assez distingué les droites postérieures, des gauches postérieures, je ne suis pas non plus aussi pessimiste que les auteurs du XVIIᵉ siècle, tels que Mauriceau, Puzos, De la Motte, ni du XVIIIᵉ, Rœderer, Smellie, ni du XIXᵉ, Baudelocque, Mme Boivin, Capuron, Velpeau, Depaul qui tous redoutaient les variétés postérieures du sommet et j'y joindrai des auteurs plus récents : Scanzoni, Cazeaux, Hubert, Hyernaux, Sentex et plus près de nous encore notre maître Tarnier dont l'opinion semblable s'est affirmée à deux époques de sa vie, 1876 et 1889.

Mais j'affirme tout de même que si pour les droites postérieures, je me rallie entièrement à l'opinion de Varnier, à savoir qu'elles sont aussi favorables que les gauches antérieures, je ne saurais accepter que les gauches postérieures, en raison même des causes qui les produisent, ne soient d'un pronostic moins sûr et je maintiens que par le dégagement en OS, ce qui ne me paraît pas bien graves, mais plutôt par l'obligation plus fréquente de l'emploi du forceps, elles assombrissent le pronostic pour la mère et pour l'enfant.

Je me rangerai enfin à l'avis de Pinard et c'est par le conseil de ce maître que je terminerai : « Si la tête reste deux heures sans progresser, appliquez le forceps ». Mais rappelez-vous que la flexion est toujours lente à se produire et que si la progression de la tête se fait peu à peu, fût ce millimètre à millimètre, vous pouvez attendre et espérer un dégagement favorable.

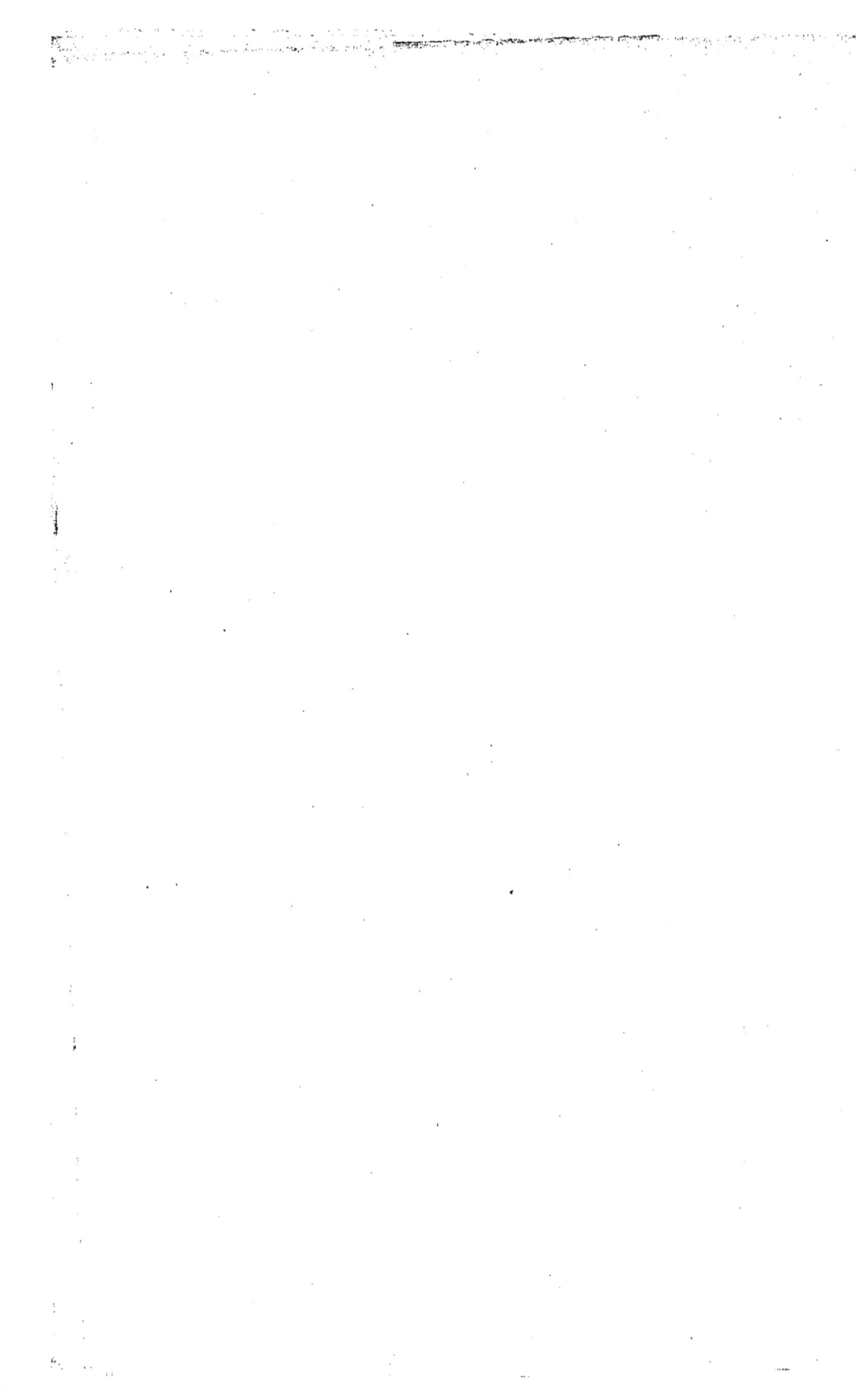

TENSION ARTÉRIELLE ET PUERPÉRALITÉ

Sous le titre de tension artérielle et puerpéralité, j'eus l'honneur au congrès de Paris, en 1900, de présenter, en collaboration avec mon ancien interne et excellent ami, le Dr G. Reynaud, un mémoire relatif à cette question qui intéresse les accoucheurs. Nous avons apporté des faits, nous les avons interprétés, nous en avons montré l'importance et, 7 ans après, je viens vous en exposer de nouveaux et de nombreux qui, je dois le dire, ne font que confirmer l'interprétation des premiers. C'est ainsi que, dans cet ordre d'idées, nous pouvons partir d'une base solide, celle de l'observation clinique qui ne saurait démentir ce que nous avions annoncé.

MESSIEURS

Je veux vous faire, cette année, une série de leçons sur ce sujet, sur la tension artérielle dans ses rapports avec l'obstétrique et vous verrez que cet élément peut être utile dans bien des cas et viendra corroborer le diagnostic, viendra même vous fournir quelques données sur le pronostic, soit chez les femmes enceintes, soit chez les accouchées.

Pour sérier les questions, nous nous occuperons d'abord de l'état de la tension artérielle, dans la grossesse normale, puis dans la grossesse pathologique.

Mais avant tout il faut vous rappeler ce qu'est cette tension artérielle et ses variations dans les divers états physiologiques pour nous rendre compte des nombreux facteurs qui peuvent la modifier sans que nous trouvions des causes d'erreur dans ces modifications.

Et d'abord nous définirons la tension artérielle : l'action de la poussée de l'ondée sanguine contre la paroi élastique de l'artère qu'elle distend. Je ne prétends pas vous faire un cours de physiologie qui sortirait de notre compétence, mais je veux vous prévenir que cette étude de la tension est très complexe, très délicate et soulève des problèmes de biologie dont la plupart sont encore obscurs, principalement sur les variations qu'elle peut présenter chez l'homme sain, variations par exemple d'une artère à l'autre chez le même individu et même de l'artère du même nom d'un côté à l'autre. Heureusement, comme le dit Potain, « malgré ces variations, toutes les fois qu'un sujet est pris dans des conditions identiques, on retrouve chez lui, dans la radiale, une même pression ».

Mais il est quelques principes que je veux vous rappeler. D'abord, c'est que la tension artérielle a deux causes : 1° les contractions du cœur ; 2° la résistance périphérique ; supprimez l'une d'elles et vous n'avez plus de tension, vous aurez un liquide qui coulera uniformément dans un système de canaux fermés.

1re Cause : Le sang lancé dans l'aorte et par elle dans tout l'arbre circulatoire ne chemine pas dans des tubes inertes. Vous savez en effet que la tunique des artères, la moyenne s'entend, est à la fois élastique et musculaire, suivant que l'un de ces deux éléments prédomine, elles sont dites à type élastique ou à type musculaire. Les grosses artères sont surtout élastiques (aorte, carotide, etc.), les petites, très petites, sont surtout musculaires. Dans les moyennes les deux tissus se partagent la composition de la tunique moyenne proportionnellement à la distance du point considéré, plus près du sommet ou de la base du cône artériel. Les artères sont donc les unes très élastiques, les autres très contractiles ! Elles conduisent le sang en modifiant les conditions premières (d'origine cardiaque) de sa circulation et par le fait de leur élasticité et par le fait de leur contractilité (M. Duval).

Le tissu élastique sert à régulariser la circulation générale en transformant le jet intermittent du cœur en jet continu, le tissu musculaire à régler les circulations locales...

2° Cause : Si l'évacuation des artères est entravée par une cause quelconque, le sang s'y accumule, les distend et y fait monter la pression à un degré d'autant plus fort que le passage du liquide s'y fait plus difficilement. En un mot plus la résistance périphérique s'accentue, plus la pression sera élevée.

On pourrait reproduire grossièrement et schématiquement les conditions de ce phénomène en lançant le contenu d'une ampoule en caoutchouc pleine d'eau, dans un tube élastique qui lui serait adapté et en pressant plus ou moins le bout de sortie du tube. On verrait facilement que plus le tube serait comprimé et plus il se gonflerait sous l'effet de la pression de l'ampoule.

La pression artérielle doit donc être en rapport à la fois avec l'origine de la poussée du sang, c'est-à-dire le degré de la contraction ventriculaire et avec le degré de facilité de la circulation capillaire. Elle s'élèvera quand la 1re augmentera d'autant plus que la seconde offrira plus de résistance. Elle diminuera au contraire si la circulation périphérique augmente d'intensité et de surface, offrant ainsi à l'arrivée de la colonne sanguine centrifuge une condition favorable à sa diffusion.

Nous pouvons donc résumer ces considérations en quelques mots : La dilatation des capillaires périphériques abaisse la pression, la stimulation du cœur l'augmente !... Et n'oublions pas que le pneumogastrique est le nerf modificateur et le grand sympathique le nerf accélérateur du cœur.

Suivant les cas et les circonstances, ces deux effets peuvent se compenser. Nous saisissons maintenant sans peine que les variation de la tension puissent dépendre : soit du mode de fonctionnement du cœur, soit des changements de la résistance périphérique, soit de l'état des parois artérielles, soit enfin de la qualité même du sang et nous nous étendrons plus longuement sur ces quatre points dans la partie consacrée à l'étude pathologique de cette question.

Toujours est-il que physiologiquement le phénomène de la tension artérielle est soumis à de nombreuses influences si bien et si complètement mises en lumière par le professeur Potain, que je vous renvoie à l'étude remarquable, publiée par les soins de son élève Tessier, après la mort du maître.

Personnellement nous avons borné notre ambition à montrer quelles étaient les modifications imprimées à la tension normale par la grossesse, l'accouchement et les suites de couches, à l'état normal et à l'état pathologique.

Vous comprendrez, Messieurs, que dans divers états physiologiques différents, le sang coule plus lentement ou plus rapidement et que l'ondée sanguine distend avec plus ou moins de force l'artère que vous avez sous les doigts (artère radiale). C'est la mesure de cet effort qui nous révélera, par les différences que nous constaterons, le plus ou moins de tension, appréciable au sphygmomètre de Verdin.

Ce petit instrument que je vous présente, n'est qu'un simple ressort à boudin, très délicat, dont la pression sur l'artère, ou plutôt sur votre doigt qui s'interpose entre elle et la pointe de l'instrument, marquera le degré de tension, exprimé en poids ou en centimètres. Il a été préalablement réglé par l'inventeur par comparaison avec une colonne de mercure ou un poids soulevé par la force de la pulsation artérielle. Cet instrument n'est pas un appareil de précision, mais il est suffisant pour une appréciation clinique et surtout pour exprimer le rapport qui existe entre deux états en plus ou en moins. Avec un peu d'habitude on arrive cependant à une certaine précision, mais je le répète, s'il peut y avoir une erreur personnelle, c'est une erreur relative qui se produit pour la même personne toutes les fois qu'elle applique le sphygmomètre et par conséquent négligeable. Eh bien ! nous allons voir ce que nous découvrirons par ce mode d'investigation ?

Et d'abord, il faut que chacun se fasse une idée de sa tension normale. Vous comprenez bien que je ne veux pas parler de la tension de l'opérateur, mais de celle qu'il trouve chez les personnes en état physique normal. Les uns trouvent 15, c'est notre chiffre, les autres 14 et même 13, ou quelquefois 16 ou 17.

17 et 16 seraient pour Potain, 16 pour Bouchard, la tension normale, mesurée, pour le premier, avec son sphygmomanomètre et, pour le second, avec l'appareil de del Rion-Rocci. Pour nous, ce serait 15, nous l'avons dit, avec le sphygmomètre Verdin.

Ainsi donc, pour notre sensibilité tactile, tout sujet qui aura plus de 15° aura de l'hypertension, et moins de 15 de l'hypotension. Partant de ce principe, nous avons établi, en 1900, que la grossesse ne modifiait pas la tension d'une manière sensible au début, dans la première moitié ; mais qu'à partir du 8ᵉ mois, un peu plus tôt, un peu plus tard, toute femme, ayant une grossesse normale, avait de l'hypotension 14, 13, 12 même.

Il va sans dire, Messieurs, que nous avons essayé de nous mettre toujours dans les mêmes conditions d'examen et que nous avons été plusieurs à nous contrôler dans des cas semblables, et c'est ainsi que nous avons trouvé constamment que, dans les derniers temps de la grossesse normale, depuis le 8ᵉ mois environ, quelquefois depuis le 7ᵉ, il y avait hypotension d'un à deux degrés, 14-13 au lieu de 15, qui. nous l'avons dit, pour nous représente la tension normale.

Ces résultats ont été contestés en particulier par M. Vaquez, très expert du reste en la matière et nous n'avons trouvé d'autre réponse pour les justifier que de les contrôler par un plus grand nombre d'observations que celles que nous avions produites en 1900.

Or voici ces résultats nouveaux : ils portent sur 202 femmes enceintes observées, dans le service, les unes au 8ᵉ mois, les autres au 9ᵉ, quelques-unes au 7ᵉ. Sur chacune de ces femmes la pression a été prise pendant 10 jours, dans les mêmes conditions c'est-à-dire chez toutes, couchées, le matin à jeun, pendant 5 jours, puis 2 heures après le petit déjeuner, pendant 5 jours encore. Voici ce que nous avons trouvé. Sur ces 202 femmes, 15 avaient une grossesse pathologique, nous les avons éliminées

de cette première série, pour vous en parler dans une leçon ulté-
rieure sur la tension à l'état pathologique.

Sur les 187 femmes, ayant une grossesse normale, 5 fois seulement le chiffre 15 a été observé.

On peut par conséquent dire que, d'une manière générale, il y
a diminution de la pression artérielle à la fin de la grossesse.

Ce chiffre 15 semblant faire exception et que nous n'avons pu
expliquer par une particularité de la grossesse, si l'on en croit
les variations personnelles dans l'état physiologique même, que
Potain a constatées, chez toutes les catégories de sujets, jeunes
ou vieux, forts ou chétifs, grands ou petits, pourrait correspondre à ces sortes d'idiosyncrasies qui assignent à chacun de nous,
non pas le même coefficient, mais un chiffre différent, représen-
tant pour lui une tension normale. Une femme par exemple
ayant une tension normale de 17 ou 16, aurait une hypotension
relative avec 15 pendant la grossesse.

M. Vaquez prétend d'une part que la tension est normale pendant la gestation et d'autre part assigne 14 comme coefficient de
la pression chez la femme à l'état de vacuité. Alors pour lui il n'y
a pas hypotension aux termes de la gravidité et je m'empresse de
dire que nous avons trouvé nous-même, très souvent, le chiffre 14.
Toutefois je ferai observer qu'il est loin de compte, avec l'appréciation de son maître Potain qui donne comme moyenne de tension à l'état normal chez la femme 16 et 17 à l'homme.

M. Bouchard, lui, a trouvé, comme moyenne de 9 observations de femmes enceintes, le chiffre 16 ; il est vrai que 5 de ces
femmes avaient des grossesses de 2, 4, 4 1/2, 5 1/2, 6 mois,
mais il est vrai aussi que s'il a trouvé 14 chez une de ces femmes
à terme, il a enregistré chez l'autre le chiffre de 17.

M. Bouchard dit bien que ces femmes n'étaient pas tuberculeuses, il ne dit pas s'il n'y en avait pas d'albuminurique.

Dans tous les cas, ce qui, je crois, majore le chiffre du maître,
c'est l'instrument dont il s'est servi pour mesurer la tension. Ses
recherches, en collaboration avec M. Balthazard, n'en restent
pas moins très intéressantes, au point de vue de l'évaluation de

la surface du cœur, au moyen de l'écran fluorescent, et du rapport de cette surface avec la taille, la section du thorax, le poids du corps et de l'albumine fixe normal de la femme. Il en résulte pour nous que si le cœur de la femme est plus petit que celui de l'homme, non par influence de sexe, mais à cause de sa taille plus petite, de sa complexion plus grêle, de sa musculature plus faible, il est bien certain qu'il se manifeste chez la femme enceinte une hypertrophie que n'avait pas démontrée suffisamment les recherches cliniques et que l'autopsie n'avait révélée que dans les cas pathologiques. D'un autre côté, si nous avons enregistré le chiffre 14 à la fin de la grossesse, plus souvent encore figurent dans nos statistiques le chiffre de 13 ou de 12 et même de 11.

En voici la proportion :

14 centimètres . . . . 28 fois
13   —   . . . . 66 »
12   —   . . . . 39 »
11   —   . . . . 23 »

Ainsi donc, Messieurs, il résulte de ces statistiques que le coefficient de la tension artérielle à la fin de la grossesse physiologique est inférieure à la normale d'au moins 2 degrés. Et cela, je le crois, vous pouvez l'enregistrer comme définitif.

J'ajouterai que ce rapport constant nous l'avons observé aussi bien dans la primiparité que dans la multiparité et quelle que soit la présentation et pour celles du sommet, qu'il soit engagé ou non.

En présence de ce résultat acquis, nous nous sommes demandé si l'on pouvait expliquer le pourquoi de cette hypotension ?

Remarquez d'abord que ce n'est jamais au début ou dans la première moitié de la grossesse que nous l'avons constatée. Notez que s'il y a même dans les grossesses paraissant les plus normales, quelques phénomènes légers d'intoxication, ainsi que le témoignent les vomissements si fréquents du début de la gestation, et que d'autre part, ainsi que nous aurons occasion de le voir, il y a hypotension dans les cas d'infection, cette constatation d'une tension normale nous fait rejeter le facteur : modification du sang à l'état gravide. Il nous semblerait donc que nous ne pouvons invoquer l'infection à un degré quelconque et que nous devons plutôt reporter le motif de la dépression artérielle ou des causes mécaniques et physiques. Ces causes quelles sont-elles ? 1° La compression des vaisseaux veineux qui prive l'oreillette droite de recevoir la quantité de liquide égale à celle qu'elle recevait auparavant, alors que cette compression n'existait pas. 2° L'expansion du réseau capillaire qui augmente la circulation locale des organes génitaux et en particulier de l'utérus ; et l'on pourrait joindre à ces deux premières causes une troisième, d'ordre chimique : l'hématose imparfaite ou insuffisante de la petite circulation, les troubles cardio-vasculaires, alors que l'abdomen distendu et rempli par un utérus de plus de 30 centimètres de hauteur ne permet que difficilement le jeu du thorax, car l'on sait que dans l'asphyxie, même commençante la pression artérielle est diminuée. Voilà pourquoi nous ne trouvons de l'hypotension que quand l'utérus est assez gros, la circulation assez active pour réaliser les conditions requises pour la production du phénomène, c'est-à-dire à la fin de la grossesse.

F. Franck, à qui nous devons une étude remarquable de l'influence du système nerveux sur l'hyper et l'hypotension artérielles, a fait ressortir le rôle des vaisseaux-porte dans le foie et à leur sortie qui peuvent concourir, dans certaines conditions, à diminuer l'afflux du sang dans l'oreillette droite et de même le rôle des vaisseaux pulmonaires, revenant dans le cœur gauche pour y amener le sang qui sera lancé dans l'aorte.

A l'hypertension due à des excitations ou des ébranlements nerveux, la vasodilatation oppose une compensation efficace et cette condition se trouve merveilleusement adaptée dans la grossesse à terme en faveur de la circulation profitable au fœtus puisque la vasodilatation peut s'établir dans des réseaux de grande étendue.

Telles sont, Messieurs, les raisons qu'on peut invoquer pour donner l'explication de l'hypotension gravidique, si l'on peut les discuter, peut-être les infirmer, le fait clinique n'en restera pas moins indéniable.

DE LA TENSION ARTÉRIELLE DANS LA GROSSESSE PATHOLOGIQUE

Messieurs,

Nous avons vu, dans la dernière leçon, qu'une certaine hypotension était la règle, à la fin de la grossesse normale. Nous allons en donner aujourd'hui la preuve clinique en étudiant la pression artérielle dans les grossesses pathologiques, et nous considérons comme telles, toutes celles dont les tensions s'éloigneront en plus ou en moins du chiffre que nous trouvons dans les grossesses normales. Si, en effet, il y a hypertension ou s'il y a exagération de cette hypotension que j'appellerai normale, il faudra démontrer que ces modifications n'ont trait qu'à des cas pathologiques.

Il est une première classe de maladies gravidiques ou atteignant la femme dans cet état, qui se manifestent par de l'hypertension. Au premier rang, comme fréquence et comme facilité du diagnostic, nous trouvons l'albuminurie et l'éclampsie. Il nous est facile de contrôler tous les jours, dans le service, l'hypertension des albuminuriques ; à ce point, et en cela nous sommes heureux de nous rencontrer avec notre maître, le professeur Pinard, que sans avoir interrogé une femme, si nous trouvons un chiffre supérieur à 15, et même 15 à la fin de la grossesse, nous devons penser à l'albuminurie gravidique. Des exemples nombreux pourraient être rapportés ici. Et lorsque, par hasard, nous ne constatons pas cette hypertension, malgré la présence de l'albumine dans les urines, nous en trouverons toujours la raison dans une compensation qui combattra l'excès de tension ou l'équilibrera en diminuant l'apport du sang au cœur, par exemple, l'exagération du volume de l'utérus, soit par de l'hydramnios, soit par gros enfant, qui comprimera les gros vaisseaux veineux.

Nelly, Ipare 17 ans, entre le 5 juin 1906. Menacée d'accouchement prématuré. *Hydramnios.* 2 gr. albumine. T. = 12. Repos au lit. Régime lacté, peu d'urine. Sommet non engagé. Les 2, 3, 4, 5, 6, T. reste à 12. L'albumine n'est que d'un gramme. Le 8 l'urine augmente, le ventre est souple. Les phénomènes menaçant de travail prématuré s'arrêtent. T.= 13. Le 18 l'albumine remonte à 4 gr. T.= 14, 8 jours après ; plus d'albumine, accouchement spontané. Plus d'hydramnios, plus d'albumine. T. = 14. Le lendemain 13 juin. T.=14. Suites de couches normales. L'hydramnios avait été constatée par la fluctuation évidente.

Ou bien encore on pourra négliger la quantité d'albumine qui sera faible et ne sera pas de nature à nous inquiéter si la tension exagérée n'y correspond pas.

M. Vaquez qui a si bien étudié l'hypertension dans l'éclampsie et dont nous acceptons toutes les explications, n'a pas parlé de l'albuminurie qui la prépare en quelque sorte et qui peut par la constatation de ce phénomène morbide nous mettre en garde contre les convulsions puerpérales. Nous pouvons dire, pour notre part, que plus l'hypertension s'accentue, dans des examens successifs, et plus nous devons craindre la possibilité de l'éclampsie. L'hypertension persistante et croissante est un signe pronostique des plus fâcheux, il annonce l'imminence des convulsions. Au contraire quand la pression continue à descendre, elle correspond généralement à une diminution de l'albumine dans les urines et l'amélioration peut être espérée !

Obs. Lit n° 30, juin 1906, femme multipare à terme. Œdème.

1er jour d'examen Albumine, 14 grammes	Tension :	20
3e — — 6	—	17
5e — — 10	--	19
7e — — 5	—	15

et ainsi de suite jusqu'à 1 gr. La femme a accouché sans éclampsie.

Obs. 27 juin 1906, femme XIVpare enceinte de 6 mois. Imminence d'éclampsie.

Albumine, 9 grammes. Tension : 19, bruit de galop, fœtus vivant, en siège.

1er juillet	12 grammes	Tension : 20		
2 —	7 —	—	15.	Les battements de cœur disparaissent.
5 —	7 —	—	15	
6 —	3 —	—	14	
8 —	? —	—	15	
9 —	? —	—	14 puis 13, etc.	

Vous voyez donc que la recherche de la tension artérielle a une grande importance et nous ajouterons que dans la période éclamptique cette pression est encore un précieux élément du pronostic, si délicat et si difficile dans les convulsions de l'état puerpéral.

Dans cette éclampsie elle-même, entre les crises et durant les accès, la tension s'élève à un degré tel qu'elle donne la raison des phénomènes de congestion et de ruptures vasculaires. Il n'est point d'état où la vasoconstriction soit portée aussi loin et ce qui doit nous étonner, c'est le retour *ad integrum* des organes qui l'ont subie.

Nous sommes d'accord avec M. Vaquez, quand il assigne à la durée de l'hypertension, même après les couches, une influence manifeste sur la possibilité des crises éclamptiques, alors cependant que l'utérus est déjà vide depuis longtemps. Ce phénomène persistant au delà du 3e jour, après la délivrance, doit nous tenir en éveil, surtout quand il coïncide, et c'est généralement ainsi, avec la présence notoire et abondante de l'albumine dans les urines, Cet auteur cite des cas où l'hypertension, persistant plusieurs semaines après la parturition, conduisit la malade à une crise d'éclampsie, dont il s'était méfié, mais qu'on n'aurait pas pu annoncer si l'on n'avait pas pris la tension journalière. Ne négligez donc pas ce moyen de diagnostic, il mérite d'entrer dans nos méthodes d'exploration médicale. Après ces considérations, vous ne vous étonnerez plus de trouver dans l'éclampsie, ainsi que je vous l'ai dit dans plusieurs leçons publiées déjà du reste. les chiffres de 19, 20, 23, 27, c'est-à-dire des chiffres s'éloignant de 10 et 12 degrés de ceux qui caractérisent la tension normale. Et alors quand dans des manifestations éclamptiques vous enregistrerez le coefficient de 13, 12, 11, vous pourrez porter un jugement favorable sur l'issue des crises que vous observerez. Sans doute la femme pourra succomber aux complications qu'ont fait naître des accès antérieurs, mais la crise elle-même sera conjurée en tant que convulsions. Lorsque la tension s'élève si haut, c'est que le spasme musculaire monte à son apogée, l'hypotension ou une tension moyenne, est l'indice qu'il a cessé et avec lui la va-soconstriction. C'est un signe favorable. Mais vous aurez encore à apprécier si cette chute de la tension ne coïncidera pas avec des accidents infectieux et n'en sera pas l'expression, après que les convulsions auront cessé. Je vous en ai rapporté un bel exemple où nous observâmes un ictère malin succédant à l'éclampsie.

Il est des affections fréquentes que l'on observe chez les femmes enceintes, ce sont les maladies du cœur. C'est un sujet dont se sont préoccupés, à juste titre, de nombreux accoucheurs et nous le retrouverons au point de vue des dangers et des indications que présentent ces malades grosses dans d'autres leçons, mais j'en dirai un mot à propos de la tension artérielle, car ces maladies sont de nature à la faire varier et se rangent dans celles qui produisent généralement l'hypertension.

Nous en avons quatre dans notre statistique dont la pression moyenne répond au chiffre 15 qui est pour nous à la fin de la grossesse de l'hypertension. L'une de ces femmes, à la période asystolique, d'une lésion mitrale, avait une tension de 16. Pour le professeur Potain les affections cardiaques sont rangées, excepté l'insuffisance aortique, qui est hypertensive, dans les maladies à pression moyenne Nous le répétons, pour nous le chiffre 16 et même 15, à ce moment de la grossesse où nous avons examiné les femmes, était de l'hypertension.

Si au début de la grossesse normale, nous avons trouvé une tension ordinaire, il n'en est plus de même quand cette première moitié est traversée par des troubles pathologiques, des manifestations infectieuses, tels que les vomissements incoercibles par exemple. Nous avons, dans notre statistique, deux observations de cet accident, à 3 mois et à 2 mois où l'hypotension était très marquée : 10 pour la première, 11 pour la seconde. Dans le premier cas on dut pratiquer l'avortement, dans le second la malade a guéri. Méfiez-vous donc quand vous aurez une hypotension trop accentuée et trop précoce dans la grossesse, elle sera le symptôme d'une infection quelquefois grave ou dans d'autres cas, ainsi que nous avons eu l'occasion de l'observer et de le signaler, le signe précurseur d'un avortement. Dans l'ictère vous observerez pareille chose, avec une pression d'autant plus basse que la maladie revêtira un caractère plus malin. Nous en avons eu un cas en août 1904 qui a duré 3 mois et qui s'est dénoué en février 1905 par un accouchement heureux d'une fille vivante de 3.500 grammes.

C'était une VIpare âgée de 36 ans, blanchisseuse, qui arriva avec de l'ictère. Chose curieuse, à sa seconde grossesse, elle avait déjà présenté cet accident. A son arrivée la tension était de 11, elle est descendue à 9, mais n'a jamais, même quand cette femme a été guérie, dépassé le premier chiffre.

Pour observer ces fléchissements, il n'est pas du reste nécessaire d'avoir affaire à des infections aussi importantes. L'observation suivante en est une preuve :

Obs. Myr..., 23 ans, IIpare entre le 5 octobre 1906 à la clinique en menace d'avortement, au 5ᵉ mois. Pas de perte, mais contractions douloureuses qui s'arrêtent sous l'influence du repos, T $= 13$.

Le 10 octobre, la température monte tout d'un coup à 39° ; langue sale, céphalée, un peu de conjonctivite, on craint un état muqueux, T. $= 11$. Le 12, purgatif. La température descend à la normale. T. $= 10\,1/2$.

Je passe maintenant, Messieurs, à un autre ordre de faits vraiment intéressants, parce qu'ils nous prouvent du moins, d'une façon positive, que l'une des causes signalées comme justifiant l'hypotension gravidique est bien réelle. Je veux parler de la compression des vaisseaux abdominaux, en particulier les veines sur lesquelles la compression peut s'exercer plus efficacement. Nous avons en effet remarqué, et nous vous avons fait constater que l'hypotension était en rapport avec le développement de l'utérus. Je ne dis pas de l'abdomen, car le professeur Potain a cité un cas où, grâce à l'élasticité des parois abdominales, il avait pu retirer 17 litres de liquide ascitique, sans faire varier la pression. Dans tous les cas, entendez-vous bien, tous les cas d'hydramnios, même ceux où le liquide n'était pas très abondant, nous avons toujours trouvé une hypotension, descendant quelquefois à 10 et même à 9. Nous avons aussi attiré votre attention sur le relèvement de cette tension quand la poche des eaux avait éclaté ou avait été percée, preuve que c'était bien au volume de l'utérus comprimant la veine cave qu'était dû l'abaissement si considérable de la pression. Vous me ferez peut-être une objection, c'est qu'à côté de la veine cave se trouve l'aorte et que celle-ci pourrait être aussi bien comprimée et que si le sang en retour était gêné pour remonter vers le cœur, le sang aortique l'était pareillement pour descendre vers les artères iliaques et par conséquent qu'il doit y avoir compensation. Moins de sang arrivant au cœur droit et moins de sang partant du cœur gauche, il est vrai, mais à tout prendre l'obstacle rencontré dans l'aorte abdominale serait de nature à augmenter la pression.

A cela, Messieurs, il faut répondre : 1° que la veine cave est plus compressible de beaucoup que l'aorte ; 2° qu'elle est du côté droit en rapport plus direct avec la paroi postérieure de l'utérus qui, incliné en son entier à droite, pèse de tout son poids sur la veine, alors que l'aorte lui échappe jusqu'à un certain point ; 3° enfin que la circulation veineuse est retardée, comparée à la circulation plus active du tronc artériel principal du corps. Enfin Messieurs, je vous rappellerai une expérience que j'ai renouvelée plusieurs fois devant vous : c'est que la compression directe de la veine cave amène immédiatement une forte hypotension qui disparaît aussitôt qu'on la cesse. Quelques-uns d'entre vous se rappellent que chez une femme très maigre, à paroi abdominale très flasque, j'ai pu, vu la convexité de la colonne lombaire, évitant l'aorte dont on percevait les forts battements à gauche, comprimer la veine cave inférieure et faire baisser la pression de deux degrés.

Deux autres fois, pratiquant des laparotomies, j'ai pu comprimer plus directement encore la veine cave et faire baisser la pression de trois degrés. Voilà je pense des explications suffisantes pour que vous ne soyez pas surpris que l'hypotension soit exagérée dans l'hydramnios comme le témoignent de nombreuses observations. La femme qui le samedi 16 novembre a été délivrée par une basiotripsie prouve aussi qu'un fœtus dont une partie est augmentée de volume démesurément, en l'espèce l'hydrocéphalie, peut amener le même résultat que l'hydramnios.

Hydramnios.

Obs. 1. E. P., 26 ans. Ipare. OIGA. Ventre développé, liquide abondant ; fluctuation très nette. T. = 11 (7 juin 1906).

Obs. 2. A. R., 30 ans. Ipare. OIGA. A terme. Ventre très développé, fluctuation. Sommet battant. T. = 9-10.

Obs. 3. C. C., 21 ans. OIGA. 8 m. 1/2, c'est une repasseuse, T. = 11.

Obs. 4. H. A., 30 ans, lingère. IIpare, OIGA. Ventre développé. T. = 13 (26 août 1907).

Obs. 5. P. P., 23 ans, OIGA. 8 mois, liquide abondant, fluctuation. T. = 10.

Obs. 6. C. L., 27 ans, Ipare. 7 mois, parois très rigides. Ventre développé, sommet amorcé, petit, pas d'albumine. T. = 11. Le travail se déclare le même jour. Elle perd les eaux en abondance. Hydramnios. Accouche spontanément d'un petit enfant le lendemain. T. = 12.

Obs. 7. C. R., IIpare à terme. Bassin petit, sommet très mobile au détroit sup., utérus à 36 centimètres de hauteur, gros ventre très développé, col agglutiné. T. = 11.

Obs. 8. Femme D., 20 ans, Ipare, tailleuse. Au 7e mois, ventre très développé. Hydramnios, forte tension des parois abdominales, sommet en bas, mobile, pas d'albumine. T. = 9. Le lendemain 8 novembre 1906, après repos, parois plus souple. Le 23, T. = 11. Le 27, T. = 13. Sommet bien amorcé. Le 29 accouchement, fœtus 3 kilogs, le liquide semble s'être résorbé en partie. T. = 14.

Ce que nous disons pour l'hydramnios, nous pouvons le dire

aussi pour les gros œufs, car que le contenu de l'utérus soit liquide ou solide, la différence n'est pas grande et ce qui importe c'est son développement, gênant la circulation de retour vers l'organe central.

Gros œufs.

Obs. 1. Isid. Agr., Ipare à terme. Sommet en gauche postérieure, engagé. T. = 11. Fœtus, ayant nécessité forceps, 4.000 grammes.

Obs. 2. Lag. Angèle, IIpare à terme. Gros œuf, sommet non engagé, ballottant. T. = 11.

Obs. 3. I. A., 23 ans, IIpare à terme, le 24 juin 1907. Ventre assez développé. T. = 12, plus tard fœtus 4.300.

Une autre preuve que l'utérus gêne par son développement la circulation en retour des gros troncs veineux, c'est que dans la grossesse gémellaire on observa toujours une hypotension de plusieurs degrés : 12, 11, 10, et que la tension se relève, dès l'évacuation du premier fœtus.

Grossesses gémellaires.

Obs. 1. M.P., 28 ans, à terme, entre le 27 juin 1906. Abdomen très distendu, soupçon de grossesse gémellaire, un peu d'œdème. T. = 12. Le 29, œdème augmente, un peu d'hydramnios. T. = 10. Le 30, accouchement gémellaire, fille et garçon. 1er juillet. T. = 14. Se tient à ce chiffre jusqu'au départ, 10 juillet.

Obs. 2. X. Alp., T. = 12. On songe à une grossesse gémellaire. T. = 14. Diagnostic exact, accouchement gémellaire. T. = 12. Une heure après délivrance. T. = 15. Se maintient entre 14 et 15 pendant 15 jours encore.

Obs. 3. Cuisinière, Ipare au 7e mois, pas d'albumine, arrive tout au début du travail. T. = 9. Accouchement de 2 filles, hydramnios du 2e œuf. Le lendemain de l'accouchement. T. = 14.

Obs. 4. L., Ipare presque à terme, grossesse gémellaire diagnostiquée. T. = 11 1/2. Accouchement le 20 novembre 1906. T. pendant le travail pour le 1er fœtus 17.

Vous le voyez, nous trouvons assez souvent le chiffre 11. Dans tous les cas le sommet ballottait et il y avait de la fluctuation. Nous l'avons trouvé aussi à plus forte raison quand il y avait gros fœtus et beaucoup de liquide. Comme vous avez pu le constater avant-hier chez cette primipare qui avait un fœtus de 3.500 grammes et beaucoup de liquide. Sa tension était de 11, vous l'avez mesurée vous-mêmes.

Vous parlerai-je, Messieurs, de l'hypotension correspondant aux hémorragies ? Si par les compressions nous diminuons la quantité du sang qui aborde le cœur, combien plus sera diminuée cette quantité par une hémorragie qui spoliera l'économie de ce liquide excitant et nourricier. A cette diminution s'ajoutera la dépression générale de l'organisme et le relâchement des vaisseaux, aussi bien que le relâchement de la fibre musculaire cardiaque. Le coup de piston lancé par un organe vigoureux ne sera plus fourni que par un cœur incapable de se contracter de la manière nécessaire pour que l'ondée sanguine puisse aller remplir et distendre les artères. Aussi l'hypotension est-elle en rapport direct avec l'importance de l'évacuation sanguine. Nous le constatons quand le sang coule au dehors, dans les cas d'hémorragie gravidique par placenta prævia ou encore dans les hémorragies internes dues par exemple au décollement prématuré du placenta normalement inséré ou encore dans les grossesses extra-utérines éclatées. L'avortement s'accompagne toujours peu ou prou d'écoulement sanguin, aussi je vous l'ai déjà dit la tension s'abaisse dans cet accident et s'abaisse même avant que vous ayez constaté la réalité de l'hémorragie. C'est un signe important, car la tension remonte à mesure que les menaces d'expulsion prématurée s'éloignent.

Le professeur Potain déclare que pour qu'il y ait abaissement de la pression il faut ou une hémorragie très abondante, ou des pertes souvent renouvelées, car il n'a pas constaté, au moins immédiatement, de diminution sensible après avoir pratiqué des saignées de 3, 4 et même 500 grammes ; une fois il fit retirer 700 grammes de sang d'un coup et la tension ne bougea pour ainsi dire pas. Cela nous semble en contradiction avec tout ce que nous avons observé...

Pour conclure je vous dirai : que les écarts trop grands de la pression normale : 15 pour la première moitié de la grossesse, 13 pour la seconde, ne doivent point, vous être indifférents.

Que l'hypertension comme l'hypotension a une signification précise. La première doit nous faire redouter l'éclampsie et en tout cas de l'albumine, la deuxième des accidents infectieux ou de compression ou encore de déplétion du système sanguin.

Et voici, Messieurs, outre les signes pronostiques que pourront nous donner les variations de la tension artérielle, la conséquence pratique que nous déduirons de cette leçon. Vous savez combien fréquente, et heureuse du reste, est la méthode des injections de sérum, dans un grand nombre d'états qui nécessitent un relè-vement des forces de l'économie ou un recours à sa résistance. Eh bien cette méthode ne devra être employée que lorsque vous aurez constaté de l'hypotension. Si vous êtes en face d'une malade qui présente de l'hypertension, gardez-vous de l'employer, comme dans l'albumine ou l'éclampsie ; vous me direz que c'est pourtant un usage qui est préconisé par certains accoucheurs ; ce n'est point une raison pour entraîner ma conviction et je dois dire que si l'on s'y décide, sous prétexte de lavage du sang, on doit aupara-vant faire une saignée abondante qui semblerait devoir changer du tout au tout, les conditions de la pression artérielle, mais que vous teniez compte ou non du dire de Potain, je suis d'avis que le mieux est de s'abstenir, car nous avons, comme tout le monde, constaté que les injections sous-cutanées de sérum, avaient surtout pour but de relever le pouls et par conséquent d'augmenter la pression, descendue si bas dans les hémorragies par exemple. Ne faites donc pas, par un abus que rien ne justifierait, d'un moyen précieux, une méthode dangereuse, et rappelez-vous que l'indication d'injection de sérum artificiel n'est précise que dans l'hypotension.

LA TENSION ARTÉRIELLE DE L'ACCOUCHE-
MENT ET DE LA DÉLIVRANCE

Messieurs,

Dans les précédentes leçons, je vous ai exposé les variations de
la tension artérielle dans la grossesse normale et dans la grossesse pathologique ! Vous vous rappelez qu'alors que cette tension
baissait, seulement, dans les deux derniers mois de la première,
dans la seconde au contraire l'hypotension se manifestait à toutes
les époques et avec d'autant plus d'évidence que la grossesse était
plus menacée d'interruption. C'est ainsi que vous avez remarqué
une hypotension manifeste en cas d'avortement (abstention faite
des hémorragies qui l'accompagnent) et même en cas d'accouche·
ment prématuré, et aussi en cas d'infection gravidique, d'hépatoxémie quelle qu'en fut la manifestation.

Vous vous rappelez aussi que rarement, très rarement, il y a
dans l'état de gestation de l'hypertension et que lorsque nous la
rencontrons, nous devons penser à l'albuminurie, quelquefois
même si cette hypertension est très accusée, je veux dire si elle
monte à un haut degré, 20 à 25 par exemple, nous devons craindre une éclampsie imminente.

En considérant maintenant la période du travail, nous verrons
tout au contraire que l'hypertension est compatible avec un état
physiologique, et, dans l'accouchement spontané normal, il y a
des phases de ce travail où le degré de pression peut être très
élevé, sans que nous sortions de la norme obstétricale. Mais cette

hypertension n'est jamais que relative et,d'une façon absolue,elle peut être encore et souvent au-dessous de 15.

Cette étude de la tension, pendant le travail, est plus délicate que durant la grossesse ; car il y a ici à tenir compte de plus de contingences et de plusieurs facteurs qui semblent agir en sens contraire les uns des autres ? C'est ainsi, pour n'en citer qu'un, que l'inhibition, suivant la longueur du travail, pourra faire fléchir l'hypertension que provoque, dans tous les cas, l'effort d'expulsion ! Mais cette inhibition est bien variable et peut se montrer beaucoup plus tôt chez une femme que chez une autre. C'est ici qu'on pourrait invoquer, si je ne craignais d'employer des termes scolastiques de théorie, l'idiosyncrasie ! Mais ce serait là, comme toujours, une explication qui couvrirait d'un mot notre ignorance ; j'aime mieux vous dire que nous n'avons pas encore saisi le processus étiologique de cette différence. Car d'autres fois la lutte contre la longueur et la difficulté de la progression du fœtus exagère la tension artérielle, comme chez cette femme que vous avez observée qui a dû subir l'opération césarienne et chez laquelle nous avions enregistré le chiffre 20, avant l'intervention.

D'une façon normale, voici comment les choses se passent : L'hypotension, d'avant le début du travail, semble diminuer progressivement avec les contractions, c'est-à dire que la tension augmente parallèlement avec les douleurs. Dans presque tous les cas nous avons constaté cette augmentation : 20 fois chez 23 parturientes, 17 fois de plus d'un degré, 3 fois d'un demi degré. Les trois autres fois la tension s'est maintenue égale tout le temps.

Ce qui est encore plus fréquent, nous pourrions dire constant, c'est que même quand l'augmentation de pression n'est pas considérable ou pas appréciable, si l'on a soin (ce qui est assez difficile) de prendre cette tension pendant la contraction, on trouve une différence très marquée entre l'accalmie et l'acmé de la douleur. C'est là ce que l'on a appelé la tension de l'effort qui, en ce qui nous concerne, s'observe surtout à la dilatation complète,dans la période d'expulsion et au moment ultime de la résistance de la tête pour franchir la boutonnière pubococcygienne.Elle peut aller jusqu'à 15, 16, 17 et plus pour ne plus atteindre ce chiffre malgré la déplétion de l'utérus.

Messieurs, vous avez pu voir que nous avons observé cela chez toutes les parturientes qu'il nous a été permis d'examiner dans le service. Faut-il vous en rappeler une ? Je prendrais la dernière : la nommée Lac... 26 ans, Ipare ayant un gros fœtus en O.I.D.T. qui n'a cependant souffert que six heures pour mettre au monde un enfant de 4.480 grammes. A son arrivée, on trouve une pression de 12 1/2 et comme il n'y avait pas de fluctuation, nous diagnostiquons un gros œuf et un gros fœtus qui du reste laissait deviner son volume au palper. A la période de dilatation on trouve 13, à dilatation complète 13 1/2 et enfin 15 et 16 après la rupture tempestive et spontanée de la poche des eaux qui fut suivie de l'expulsion presque immédiate du fœtus ; après ce moment, il n'y a plus que 13 de pression. Il n'est pas douteux que l'augmentation de tension après l'évacuation du liquide amniotique, ce qui est normal, ne se soit accrue des efforts nécessaires pour dégager un si gros fœtus, autrement on ne s'expliquerait pas que l'organisme vidé d'un si lourd fardeau n'ait pas réagi en sens contraire et n'ait présenté, étant données les modifications immédiates de la circulation générale, une pression encore plus forte qu'avant l'expulsion. Rappelez-vous que si la compression des gros troncs veineux abaisse la pression, le facteur le plus important est l'état de la circulation capillaire, c'est dans celles-ci que nous aurons le secret de l'hypertension ou de l'hypotension permanente. Si les conditions de cette dernière vascularisation changent en quelques instants, nous aurons des conséquences un peu paradoxales de cette perturbation circulatoire périphérique. Quand en effet la circulation capillaire est soumise à la vasodilatation par obstacle au retour du sang, en ce qui nous occupe, par la compression de la veine cave inférieure, due au développement du globe utérin à terme gravide, la pression s'abaisse à cause de la moindre quantité de sang qui revient au cœur ; mais quand cette compression du gros tronc veineux cesse instantanément, la circulation se rétablit, il n'y a plus stase dans la périphérie et le liquide sanguin afflue au cœur avec plus de force qu'auparavant. D'où impulsion plus forte et élévation de pression ; mais bientôt le libre cours du sang dans les capillaires rétablit l'équilibre et c'est alors, à moins qu'il n'y ait d'autres causes d'augmentation ou de diminution, une tension moyenne qui s'établit, après une période plus ou moins longue d'oscillation, d'hésitation pour ainsi dire, sans oublier aussi qu'il faut compter avec le système nerveux et les nombreuses causes qui peuvent faire varier la vasodilatation. Or ici c'est bien ce qui se passe et nous pouvons voir que si après l'accouchement, c'est-à-dire après, l'expulsion, le chiffre que donne la pression est au-dessous de celui du moment où l'utérus n'était point encore vidé, mais faisait effort pour arriver à ce résultat, il est par contre presque toujours supérieur à celui qui a précédé l'effort de la dilatation.

Messieurs, j'ai eu plusieurs fois l'occasion de vous montrer dans cette période que nous appelons le travail, un phénomène très net ; c'est celui de l'augmentation du chiffre de la pression artérielle, après l'évacuation du liquide amniotique. Ce phénomène est d'autant plus caractérisé et plus accusé que la quantité de ce liquide est plus considérable; et si de l'accouchement physiologique nous passons à la dystocie, nous verrons que le fait est encore plus évident dans l'hydropisie de l'amnios, c'est-à-dire que la tension artérielle atteint de très fortes proportions, après l'évacution. Il y a un écart considérable avant et après la rupture des membranes.

Vous vous rappelez la nommée Caut..., Ipare qui avait un D. S.S.P. de 10 1/2 et qui entra dans le service en octobre 1907. A son arrivée on constata une hydramnios assez abondante avec des parois utérines très tendues, la tension artérielle était de 11 1/2 à 12. En novembre et en décembre la tension des parois diminue, le liquide paraît se résorber en partie, la pression monte à 14. Le 9 décembre, il y eut rupture spontanée prématurée de la poche des eaux. Immédiatement la tension artérielle monte à 16 et 17. Pendant la dilatation, elle se maintient à 16 et 16 aussi à la dilatation complète ; après l'expulsion on note le chiffre de 15.

Je ne retiendrai de ce fait que la différence de tension artérielle, conséquence d'un utérus distendu qui peut faire descendre cette tension à 11 et même 10, alors qu'après sa déplétion cette tension monte à 15 et 16.

Nous dirons donc que communément durant le travail, et toujours pendant les contractions, la tension artérielle présente une très grande, mais passagère augmentation. Nous ajouterons que dans l'intervalle des contractions cette augmentation n'est guère de plus d'un degré sur celle de la grossesse, mais que cet accroissement est surtout marqué après la rupture de la poche des eaux, à condition toutefois qu'il n'y ait pas rupture prématurée ! Si l'on considère ces trois moments du travail : dilatation complète, expulsion, rupture de la poche, on voit la tension monter quelquefois de plusieurs degrés.

C'est ce qui s'est passé dans cet accouchement auquel vous avez assisté, vendredi, 14 février 1908. J'ai mesuré sous vos yeux la tension à la dilatation complète : 14 1/2 (les membranes s'étaient déchirées prématurément) ; durant les contractions expultrices elle montait à 15 1/2 et à 16 et 17 au moment de l'acmé — après l'expulsion nous avons enregistré le chiffre de 15 à 16 — et 16 encore après l'expulsion du placenta. Cette femme qui a eu une délivrance normale a perdu peu de sang, la tension immédiatement après et durant plusieurs heures a été de 15 et 14.

Messieurs, vous allez peut-être me dire que si je vous ai montré ce phénomène très net chez quelques femmes en travail, vous ne l'avez pas rencontré d'une façon aussi constante que je vous le dis ? c'est qu'il faut savoir lire entre les lignes, c'est-à-dire qu'il faut savoir débrouiller les causes qui peuvent empêcher le phénomène d'être aussi apparent que je l'ai annoncé. En d'autres termes, si le travail est une cause d'hypertension à certains moments, il est des causes d'hypotension qui peuvent la contrebalancer dans les conditions de santé de la femme. Nous vous avons fait constater le fait plusieurs fois ces jours-ci et vous vous le rappelez, ce seraient justement des infections microbiennes qui, à l'état de grossesse, exagèrent déjà l'hypotension et continueraient leur action dépressive dans la période du travail. Ce sera souvent la syphilis et souvent aussi la tuberculose.

Dans ces deux maladies générales et zymotiques l'hypotension est considérable et constante, si bien que pour la dernière on considère comme un heureux pronostic l'élévation de la pression sanguine dans la période du début ou dans la forme torpide. Mais toujours en tenant compte du coefficient *ante partum*, la tension proportionnelle s'accusera par une augmentation durant le travail, c'est ce que nous avions déjà consigné dans la thèse de Savelli, chez les femmes qui avaient une hypotension marquée et persistante pendant la grossesse. C'est ce que nous avons de nouveau constaté chez deux tuberculeuses dont la tension a été de 13 et de 12 1/2 à la dilatation complète et de 12 après la délivrance et chez deux syphilitiques dont l'une n'a jamais eu une tension au-dessus de 10 1/2.

DÉLIVRANCE

MESSIEURS,

La tension augmente après la délivrance ! Dans presque toutes les observations recueillies dans notre service, notamment celles qui figurent dans la thèse de notre ancien interne, le Dr Savelli, 1904, cette augmentation est notée et lorsque l'on voit un chiffre inférieur à celui de l'expulsion, c'est qu'il y a eu hémorragie de la délivrance. La tension baisse d'autant plus que la perte a été plus forte et ce résultat est immédiat malgré ce qu'a dit Potain.

Dans nos observations récentes, si ce phénomène n'est pas si apparent, c'est qu'on n'a pas justement tenu compte de la quantité de sang perdu et c'est une lacune. Je ne dis pas qu'on ait dû mentionner la quantité exacte de sang perdu, mais seulement si l'accouchée avait perdu peu ou beaucoup de sang. En tout cas, ce que je tenais à faire ressortir, c'est que la déplétion de système sanguin amène toujours un abaissement de la tension artérielle, c'était logique, mais il fallait le contrôler cliniquement ! ainsi chez la femme Jag... 25 ans, IIp., O.I.G.P. 4 jours de travail, P.S.P. = 11, fœtus 3.900, après hémorragie la tension est descendue à 7 et même à 4 centimètres et un moment à 0 ; si bien qu'on croyait perdre la malade. Après une injection prolongée d'eau très chaude, ayant bouilli bien entendu, on a obtenu la contraction de l'utérus et on a soutenu l'organisme par des injections de caféine, de spartéine, d'éther et aussi par un litre de sérum artificiel en injections hypodermiques de 250 grammes de 2 heures

en 2 heures. Avec ces moyens énergiques, suffisants dans toutes
les hémorragies post-partum, la tension, 2 heures après l'arrêt
de l'hémorragie, était de 7 et de 9, 4 heures après. Le lendemain
elle était de 9 1/2.

Après de pareils faits il serait difficile de douter que la déplétion
brusque du système vasculaire n'amène un abaissement de la
tension pouvant descendre à 0, dans une syncope qui peut être
mortelle, et réciproquement on constatera que cette tension monte
avec les injections de sérum, destinées à permettre au cœur et
aux artères de ne pas se contracter à vide.

Mais dans les cas ordinaires, je veux dire normaux, quoi qu'en
disent les récents auteurs, il y a hypertension relative les premiers jours et ce phénomène physiologique de l'équilibre de la
circulation ne revient à la normale qu'après le 3ᵉ ou le 4ᵉ jour.

Telles sont les considérations auxquelles ont donné lieu les
faits que nous avons observés depuis 1900. Ils ont été une première fois consignés en 1904 dans la thèse du Dʳ Savelli, et le
groupe d'observations nouvelles qui se sont déroulées sous vos
yeux a été l'occasion et la raison des leçons que vous venez d'entendre. Ce dernier ordre de faits est confirmatif de notre première
manière de voir, j'espère que sur quelques points du moins ils
auront définitivement, sinon fixé la science, mais au moins vous
auront fourni une base assez solide pour asseoir votre opinion.

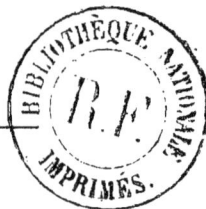

TABLE DES MATIÈRES

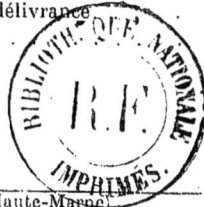

Imp. J. Thevenot, Saint-Dizier (Haute-Marne)